자연섭리건강법

自然攝理健康法

자연섭리건강법

초판 1쇄 발행 2020년 1월 24일

지은이 이상철
정　리 자연섭리건강연구원
펴낸이 장길수
펴낸곳 지식과감성#
출판등록 제2012-000081호

디자인 이현
편집 이현, 최지희
교정 김연화
마케팅 고은빛

주소 서울시 금천구 벚꽃로298 대륭포스트타워6차 1212호
전화 070-4651-3730~4
팩스 070-4325-7006
이메일 ksbookup@naver.com
홈페이지 www.knsbookup.com

ISBN 979-11-6275-986-8(03510)
값 30,000원

ⓒ 이상철 2020 Printed in Korea

잘못된 책은 구입하신 곳에서 바꾸어 드립니다.
이 책의 전부 또는 일부 내용을 재사용하려면 사전에 저작권자와 펴낸곳의 동의를 받아야 합니다.

이 도서의 국립중앙도서관 출판예정도서목록(CIP)은 서지정보유통지원시스템
홈페이지(http://seoji.nl.go.kr)와 국가자료공동목록시스템(http://www.nl.go.kr/kolisnet)에서
이용하실 수 있습니다. (CIP제어번호 : CIP2020003211)

홈페이지 바로가기

건강한 몸과 마음을 위한 바른 음식과 생활습관
질환의 치유를 위한 식물의 특성 활용방안 가이드

자연섭리건강법
自然攝理健康法

예산 이상철 지음

자연의 섭리에 따른 건강법이
최상의 건강법이다!

지식과감성#

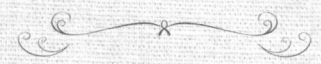

人法地
地法天
天法道
道法自然

사람은 땅을 본받고
땅은 하늘을 본받고
하늘은 도를 본받고
도는 자연을 본받는다

-『도덕경』 제25장-

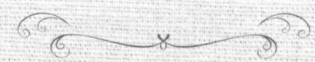

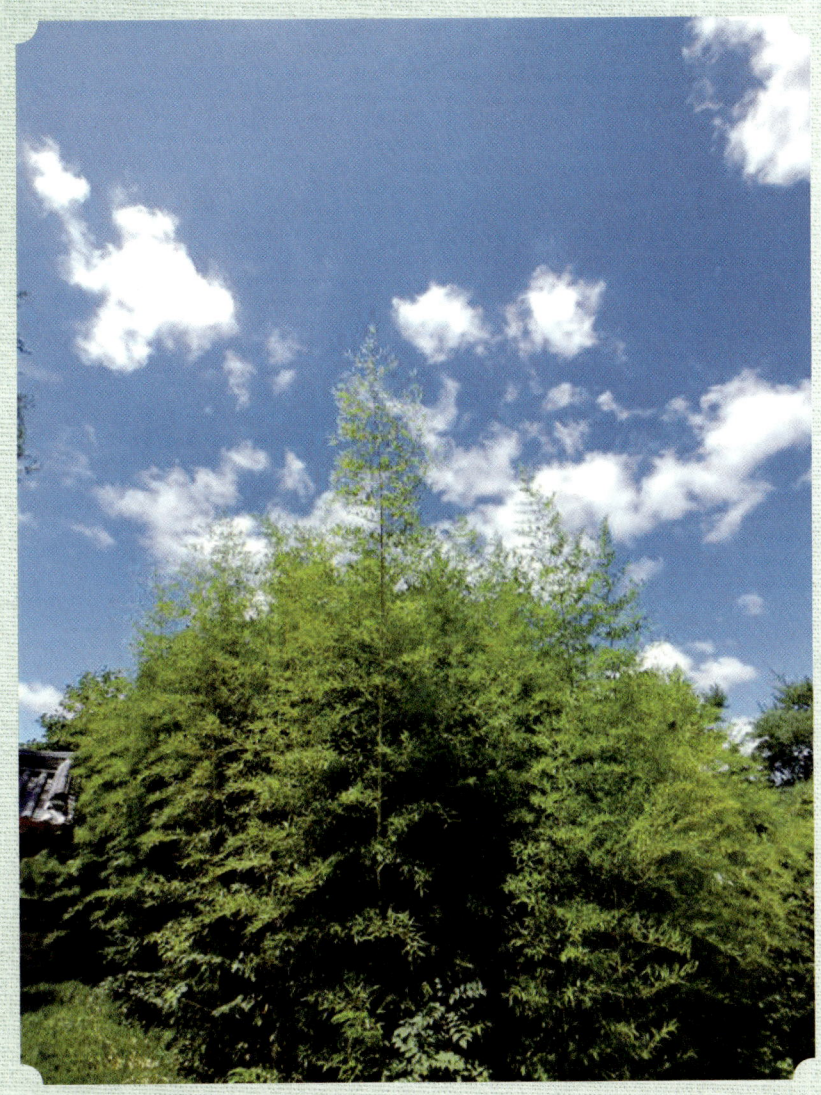

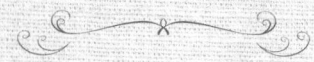

人之處世 飮食爲上 藥餌次之
是以 古人立方 先用食療 食療不愈 然後藥治

사람이 세상을 살아감에 있어
음식(飮食)이 으뜸이고
약이(藥餌)가 다음이다.

그리하여
옛사람들이 처방을 함에 있어
음식으로 치유(食療)하는 것을 우선으로 하고
음식으로 치유가 되지 않으면
약(藥)으로 다스린다고 하였다.

-『식료찬요』서문 중에서-

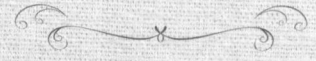

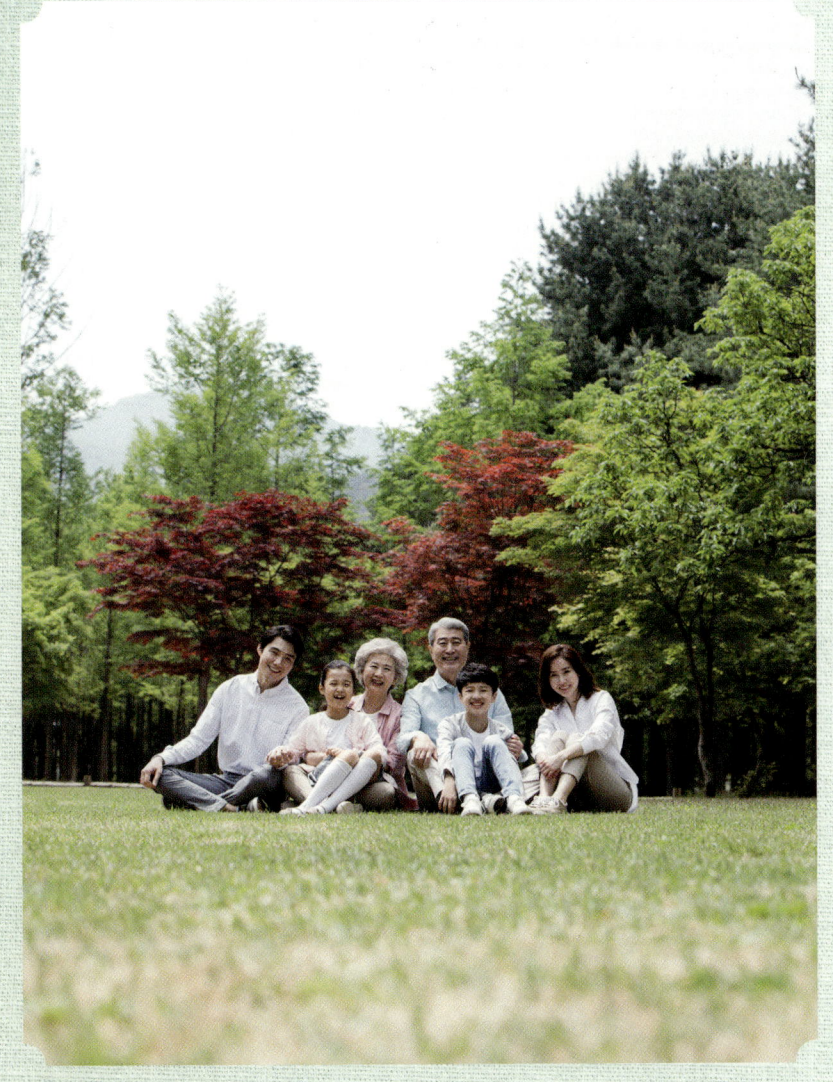

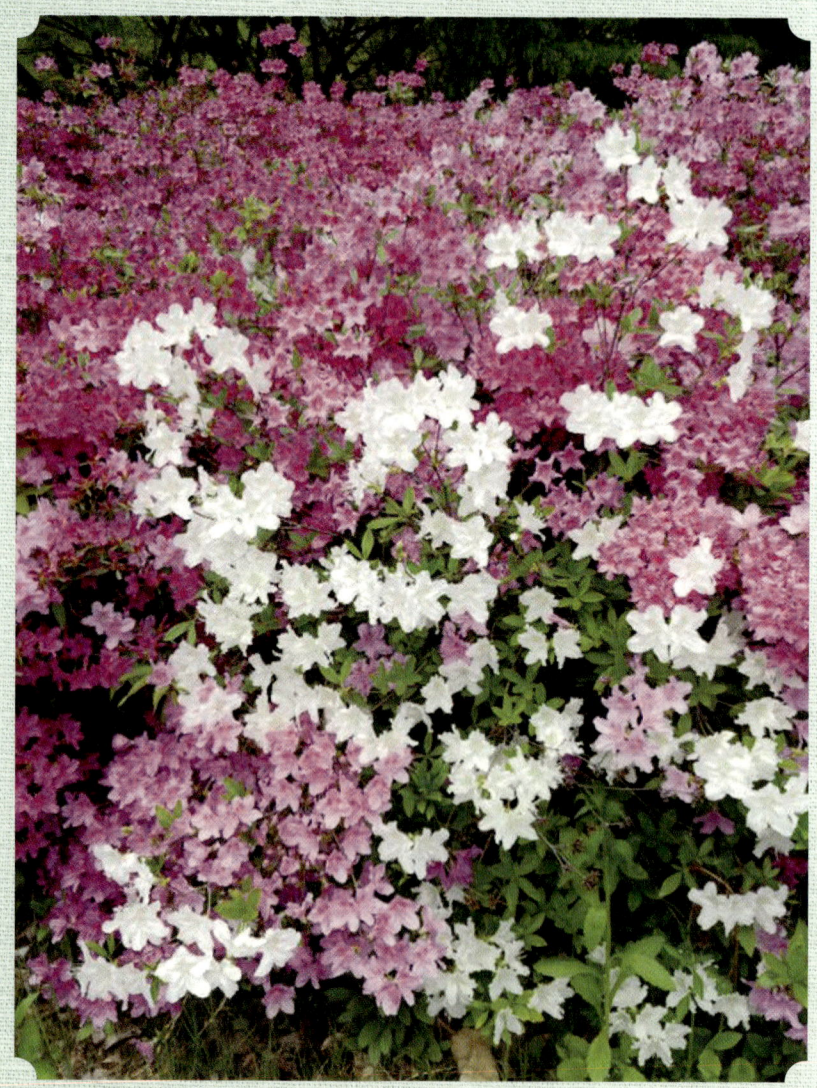

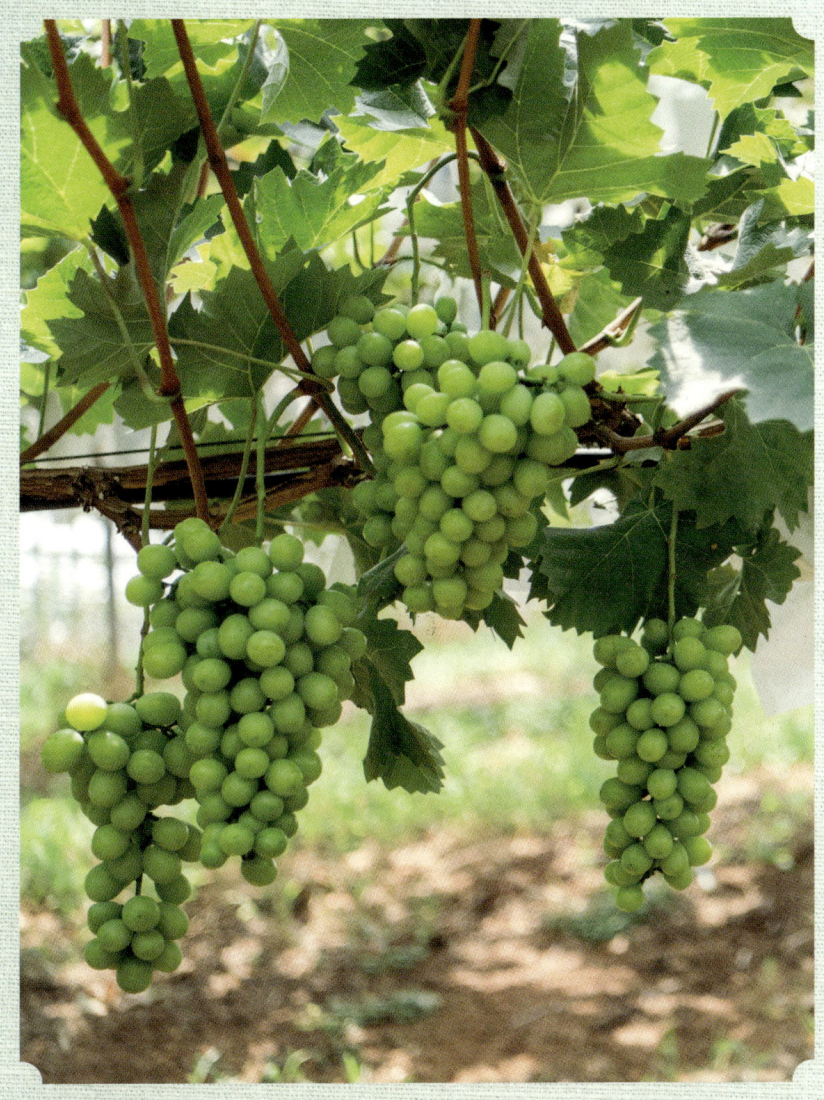

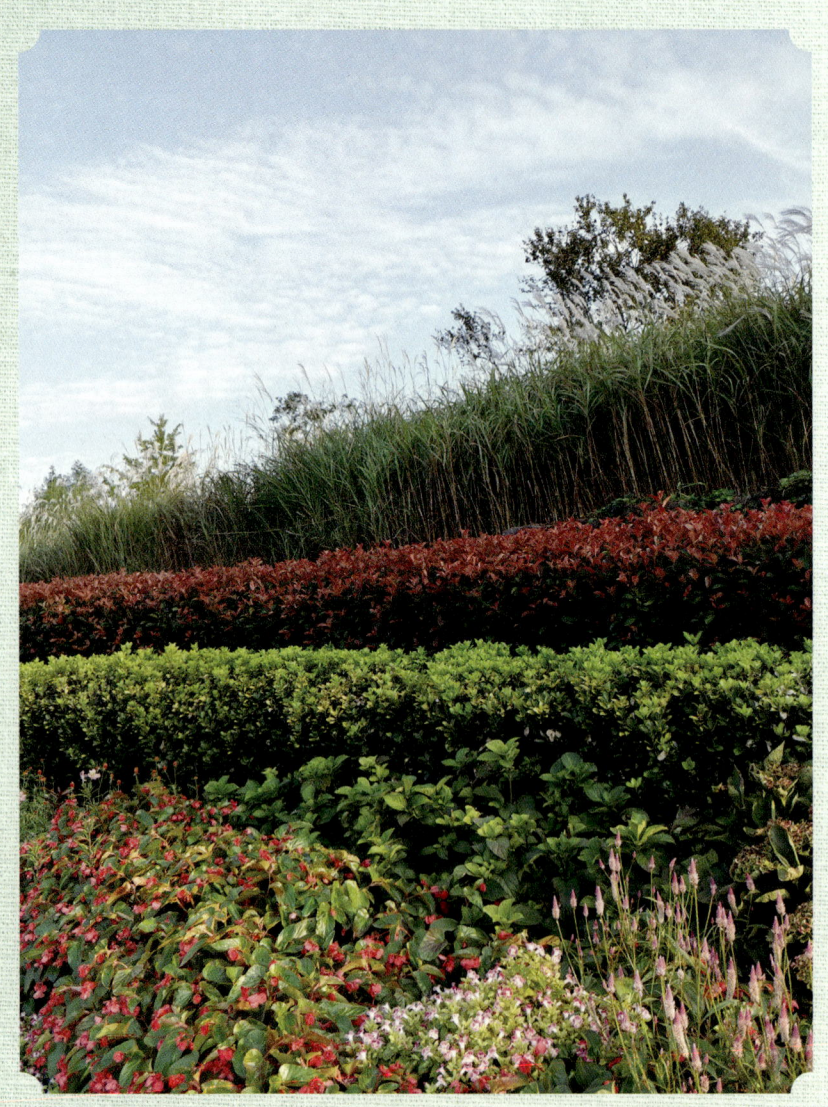

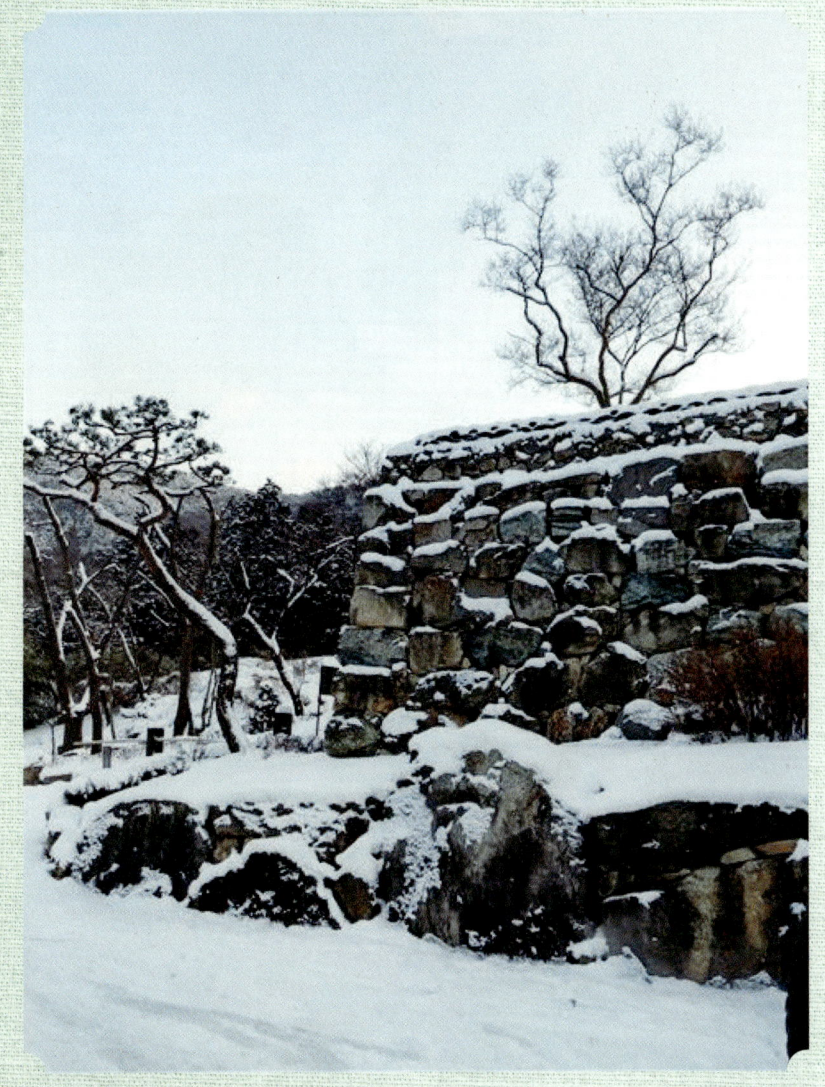

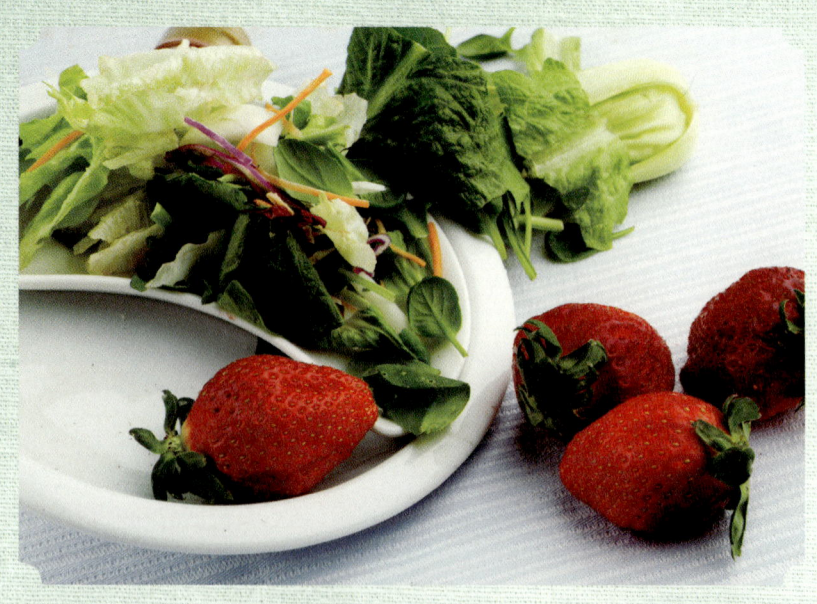

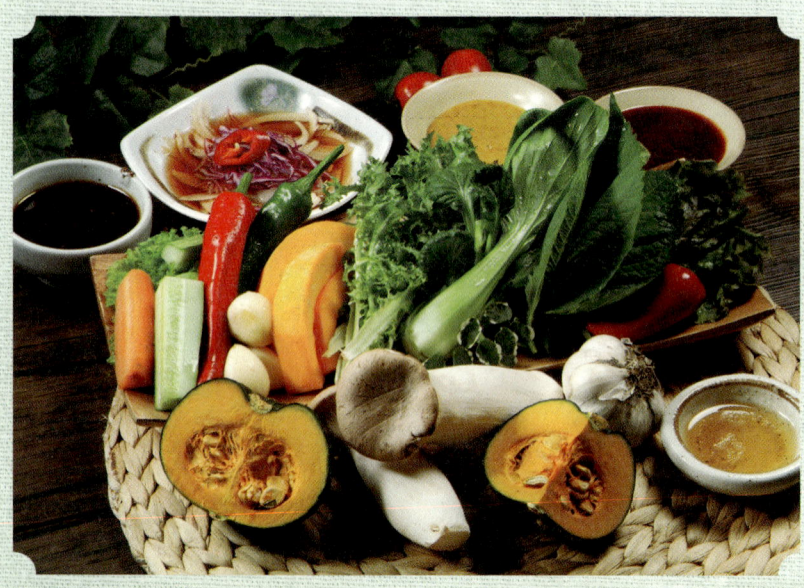

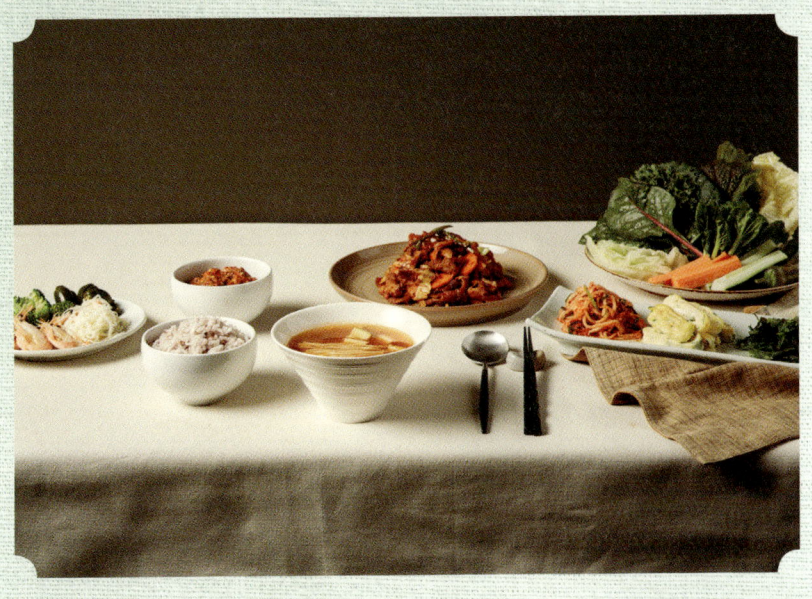

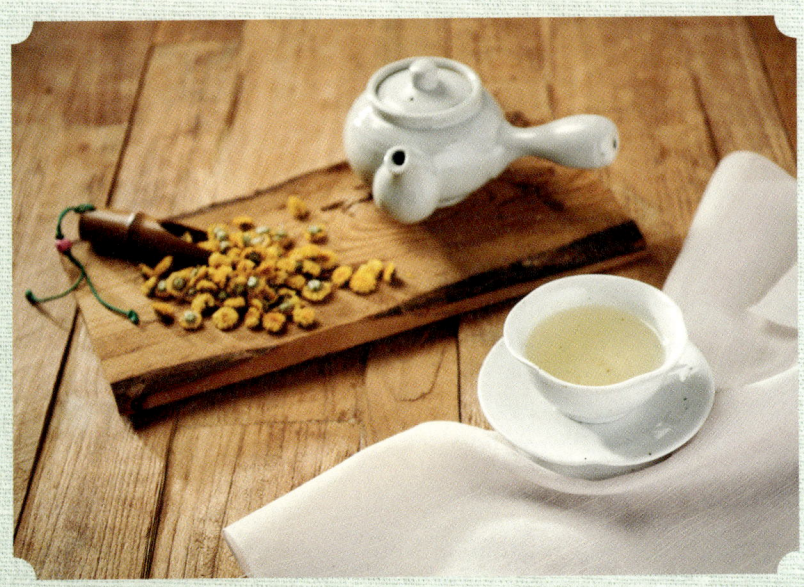

《자연섭리건강법》 특징

"자연의 섭리에 따른 건강법이
최상의 건강법이다"

천연물을 이용한 맞춤형 처방

인류가 오랜 기간 섭취해 안전성이 검증된 식품과 천연물 원료를 중심으로 건강개선을 위한 프로그램 운영

" 일반적으로 우리가 약으로 사용하는 것은 한약이든 양약이든 독성(毒性)이 강해서 한시적으로 사용하는 것으로 장기간 이를 먹을 경우 오히려 건강에 해가 되는 경우가 많다. 따라서 **오랜 기간 검증된 안전한 식품을 약(藥)으로 활용할 수 있다면 최선의 선택**이 될 것이다. "

식품과 천연물의 성분이 아닌 습성을 이용

성분(成分)은
개별 성분의 부분적인 작용을 활용
습성(習性)은
복합 성분의 종합적인 작용을 활용

" 그동안 우리는 동식물·광물 등의 특정 성분이 어디에 좋다는 교육을 받아 왔지만 우리 선조들은 재료의 **개별 성분이 아닌 고유한 습성을 치료에 활용**했다. 성분은 개별 성분의 부분적인 작용을 활용하는 것이고, 습성은 복합 성분의 종합적인 작용을 활용하는 것으로 필요에 따라 적절하게 활용하는 지혜가 필요하다. "

《자연섭리건강법》 구성 원리

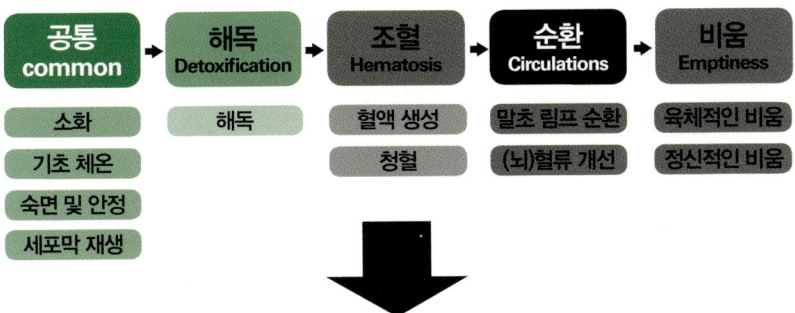

면역 기능 강화 ➡ 만성 질환 · 대사성 질환 극복

■ 《자연섭리건강법》 치유 프로그램 사용 천연물

구성	효능	원료
공통	소화	산사열매, 보리싹, 유근피 추출물 외
	기초 체온 향상	강황, 잣, 비파엽 추출물
	숙면 및 안정	상추, 칡, 가시오가피, 추출물 외
	세포막 재생	순채, 자초, 황기 추출물 외
해독	해독	미나리, 숙주나물, 녹두, 인동꽃 추출물 외
순환 · 청혈	말초 순환	숙주나물 추출액, 콩나물 추출액 외
	뇌 혈류 개선	파슬리, 쑥갓, 솔잎 외
	림프 순환	쑥, 강황, 생강 외
비움	장 비움	발아현미, 식물 추출물 외
	수독(부종) 비움	팥싹, 질경이씨 외
웰니스	면역 증진	민들레, 상황현미, 산양삼, 늙은호박 외
	식물 보양	가시오가피, 팥싹, 늙은호박, 콩나물, 황기 외
	여성 보양	석류, 해삼, 콩나물, 양배추, 연근, 사과 외
	남성 보양	오리살, 무, 누룩, 엿기름, 낙지, 가시오가피 외

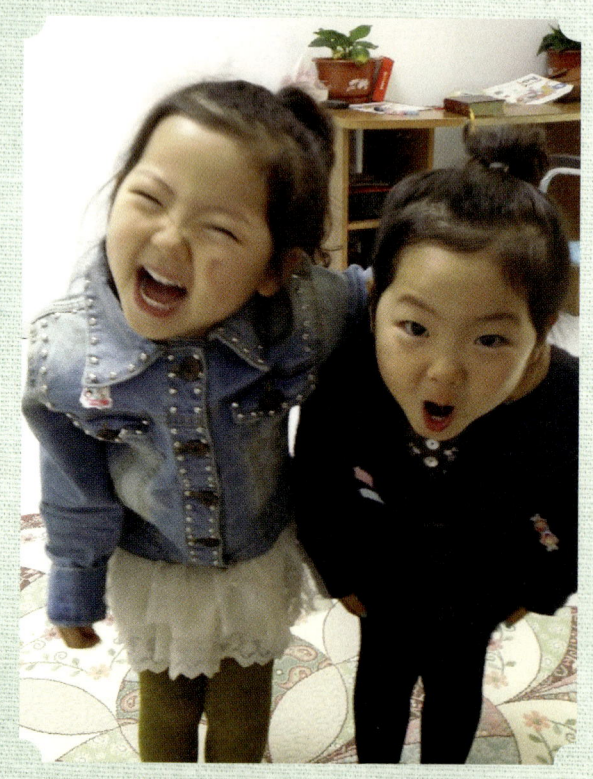

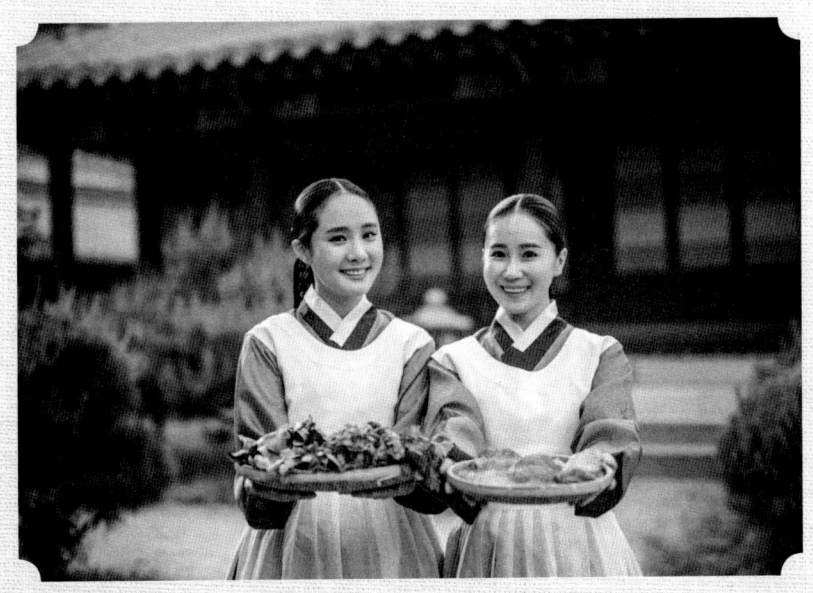

■ 머리말 ■

《자연섭리건강법》과 이 책을 만든 이유

지금 인류는 평균 수명 100세 시대를 눈앞에 두고 있습니다. 하지만 현대의학의 눈부신 발달과 성취에도 불구하고 많은 사람들이 질병의 고통으로부터 자유롭지 못한 삶을 살고 있습니다.

건강과 치유의 근본은 깨끗한 피, 해독(解毒), 원활한 체내 순환 및 소화 배설 기능

저자는 선친[1]때부터의 인연으로 수많은 사람들이 질환으로 고통을 받는 것을 보고, 이를 해결하기 위해 우리나라를 비롯하여 동서양의 다양한 의서들을 공부하고 병원·한의원 등 의료기관 및 바이오 회사들과의 협업, 전 세계의 다양한 민간요법들을 찾아 연구한 지 어언 30년이라는 세월이 흘렀습니다.

---

[1] 우보 이재희(尤步 李載熙, 1926~1999) 대한약사한방동호인회 회장(大韓藥師韓方同好人會 會長), 동일약국(東一藥局) 경영. 〈저서 및 역서〉『圖說漢方診療要方(著)』, 『漢方入門講座(譯)』上·下, 『最新漢方講座(著)』, 『金匱要略詳解(譯)』上, 『腹證奇覽翼(譯)』, 『臨床家의 漢方(譯)』, 『李載熙先生의 本草講座』, 『漢方藥理藥能의 臨床應用(著)』, 『漢方解析(著)』등.

그동안의 연구와 경험을 통해 건강과 질환의 치유에서 근본이 되는 것은 깨끗한 피와 원활한 체내 순환 기능 및 소화 배설 기능임을 깨닫게 되었습니다. 피가 깨끗하고(청혈. 淸血) 원활한 체내 순환과 소화 배설을 통해 영양을 공급하고 독소를 배출하는 것이 건강하고 정상적인 상태인 것입니다.

지식이 있는 의사와 지혜로운 마스터
당사자의 건강과 질병에 대한 바른 이해와 실천이 중요

우리가 건강을 잃고 아픈 것은 자연의 섭리, 자연의 법칙을 어겼기 때문입니다. 자연이 주는 음식을 먹지 않고, 화학 첨가물이 들어간 가공식품들을 섭취하고 그것을 소화시키지 못해 노폐물들이 몸에 남아 혈액을 오염시키고 여러 가지 만성 질환을 일으키는 것입니다.

따라서 건강한 몸과 마음, 질환의 치유를 위해 가장 중요한 것은 최고의 의료기관이나 의료인이 아니라, 당사자의 건강에 대한 바른 이해와 실천, 자연의 섭리에 따른 바른 음식과 바른 습관과 바른 마음이라는 것을 깨닫게 되었습니다.

물론 병원, 한의원 등의 의료기관이나 의사, 한의사 등 의료인들의 역할도 중요하나 당사자의 건강과 질환에 대한 바른 이해와 바른 생활습관의 실천이 가장 중요합니다.

병을 치유하는 것은
우리 몸의 자연 치유력

병을 치유하는 것은 의사나 약이 아니라 우리 몸의 《자연 치유력》입니다. 대부분의 사람들은 수술이나 약으로 병이 낫는다고 생각하지만, 실제 병을 낫게 하고 건강을 회복시키는 것에는 자연 치유력이 가장 중요한 역할을 합니다.

일례로 팔뼈가 부러진 경우 의사는 뼈가 붙을 수 있게 깁스를 해 주고 항생제 등을 처방해 줍니다. 그러면 부러진 부위에서 뼈를 형성하는 세포가 생겨 뼈가 붙는 것입니다. 즉 의사는 정확한 위치에 뼈가 붙도록 도와주는 것이고, 항생제는 염증을 막아 주는 것이며, 실제 뼈가 붙는 것은 몸의 자연 치유력에 의한 것입니다.

앞서 얘기한 것처럼 지식이 있는 의료인은 인체의 구조와 병리학에 기반하여 몸의 균을 죽이기 위해 항생제를 처방하고 병이 있는 부위를 제거하기 위해 수술을 합니다.

반면 지혜로운 마스터는 인체의 자연 치유력이 충분히 힘을 발휘하여 몸이 균을 이길 수 있게 저항력을 기르고, 몸의 균형이 무너지고 기능적인 이상이 생겼을 때 그 기능을 최적의 상태로 회복시키는 자연섭리 처방을 위주로 합니다.

자연섭리에 따른 바른 생활습관으로 질병을 예방
안전한 식품을 과학적인 법제 · 배합 · 가공을 통해 약성(藥性) 강화

그리고 대부분의 질환이 생활습관병인 만큼 자연의 섭리에 따른 바른 음식과 바른 습관, 바른 마음의 실천을 통해 건강한 생활을 영위하고 질환을 예방하는 것이 바람직합니다.

조선시대에 편찬된 한국 최고(最古)의 식이요법서인 『식료찬요』[2]에는 쉽게 구할 수 있는 음식을 통해 45가지의 질병을 치료하는 방법을 기록하고 있는데, 음식을 약(藥)으로 활용한 선조들의 지혜에 감탄하지 않을 수 없습니다.

人之處世 飮食爲上 藥餌次之
是以 古人立方 先用食療 食療不愈 然後藥治

사람이 세상을 살아감에 있어
음식(飮食)이 으뜸이고
약이(藥餌)[3]가 다음이다.

---

2) 1460년(세조 6년) 세조의 명에 따라 어의(御醫) 전순의(全循義)가 편찬. 2005년 1월 25일에는 농촌진흥청 연구진이 번역한 한글본 출간.
3) 질병을 예방하거나 치료하기 위해 쓰는 약물과 식품.

그리하여
옛사람들이 처방을 함에 있어
음식으로 치유(食療)하는 것을 우선으로 하고
음식으로 치유가 되지 않으면
약(藥)으로 다스린다고 하였다.

-『식료찬요』 서문 중에서-

건강에서 가장 중요한 것은 바른 음식 섭취이며, 음식이야말로 최고의 명약(名藥)이자 만병(萬病)을 다스리는 근원인 것입니다. 그리하여 잘못된 음식과 생활습관으로 건강을 잃었을 경우에도 인류가 오랫동안 섭취해서 안전성이 검증된 식품을 약(藥) 대신 활용하는 방법을 창안하게 되었습니다.

식품(食品)은 오랜 기간 검증된 가장 안전한 먹거리입니다. 일반적으로 우리가 약으로 사용하는 한약(韓藥)이나 양약(洋藥) 등은 독성(毒性)이 강해서 한시적으로 사용하는 것으로, 장기간 이를 복용할 경우 부작용으로 인해 오히려 건강에 해가 되는 경우가 많습니다. 따라서 오랜 기간 검증된 안전한 식품을 약(藥) 대신 활용할 수 있다면 최선의 선택이 될 것입니다.

식의동원(食医同源)이란 식품과 의약품은 근원이 같다는 뜻으로 인간의 생명과 건강을 유지하는 데 필요한 것인데, 식품이 약(藥)으로 기능하기 위해서는 과학적인 법제·배합·가공을 통해 약성(藥性)을 강화하는 노하우가 필요합니다.

저자는 뜻을 같이하는 국내·외 바이오 회사들과의 협업을 통해 인류가 오랜 기간 먹어 온 안전성이 검증된 식품을 과학적인 법제·배합·가공 처리를 거쳐, 질환 치유에서 가장 중요한 깨끗한 피와 해독(解毒), 원활한 체내 순환 및 소화 배설 기능을 강화·개선할 수 있는 건강 제품들을 만들어 보급하고 있습니다.

성분(成分)은 개별 성분의 부분적인 작용을 활용
습성(習性)은 복합 성분의 종합적인 작용을 활용

그동안 우리는 특정 식품이나 동식물·광물 등의 특정 성분이 어디에 좋다는 교육을 받아 왔으며 이를 바탕으로 수많은 약(藥)과 건강식품들이 만들어져 왔습니다.

그런데 우리 선조들은 재료들의 개별 성분이 아니라 고유한 습성을 치료에 활용해 왔습니다. 성분은 개별 성분의 부분적인 작용을 활용하는 것이고, 습성은 복합 성분의 종합적인 작용을 활용하는 것으로 필요에 따라 적절하게 활용하는 지혜가 필요하다 할 것입니다.

《자연섭리건강법》은 이러한 선조들의 지혜에 기반한 건강법으로 **"자연의 섭리에 따른 건강법이 최상의 건강법이다"**라는 기치 아래 자연의 섭리를 기반으로 건강한 생활을 영위할 수 있는 바른 음식과 생활습관, 그리고 질환의 치유를 위한 식품의 활용 방안 등을 제시하고 있습니다.

《자연섭리건강법》은 비록 저자가 정리를 하였으나 이는 동서고금 선현들의 수많은 연구, 그리고 저자와 뜻을 같이하는 바이오 회사들과 동지·후원자들이 있어서 가능했던 것인 만큼 이를 이제 많은 사람들과 나누고 부족한 부분들을 고쳐 가려 합니다.

아무쪼록 저자가 정리한 《자연섭리건강법》이 많은 사람들에게 질병의 고통에서 벗어나 건강한 생활을 할 수 있는 데 조금이라도 기여할 수 있기를 바랍니다.

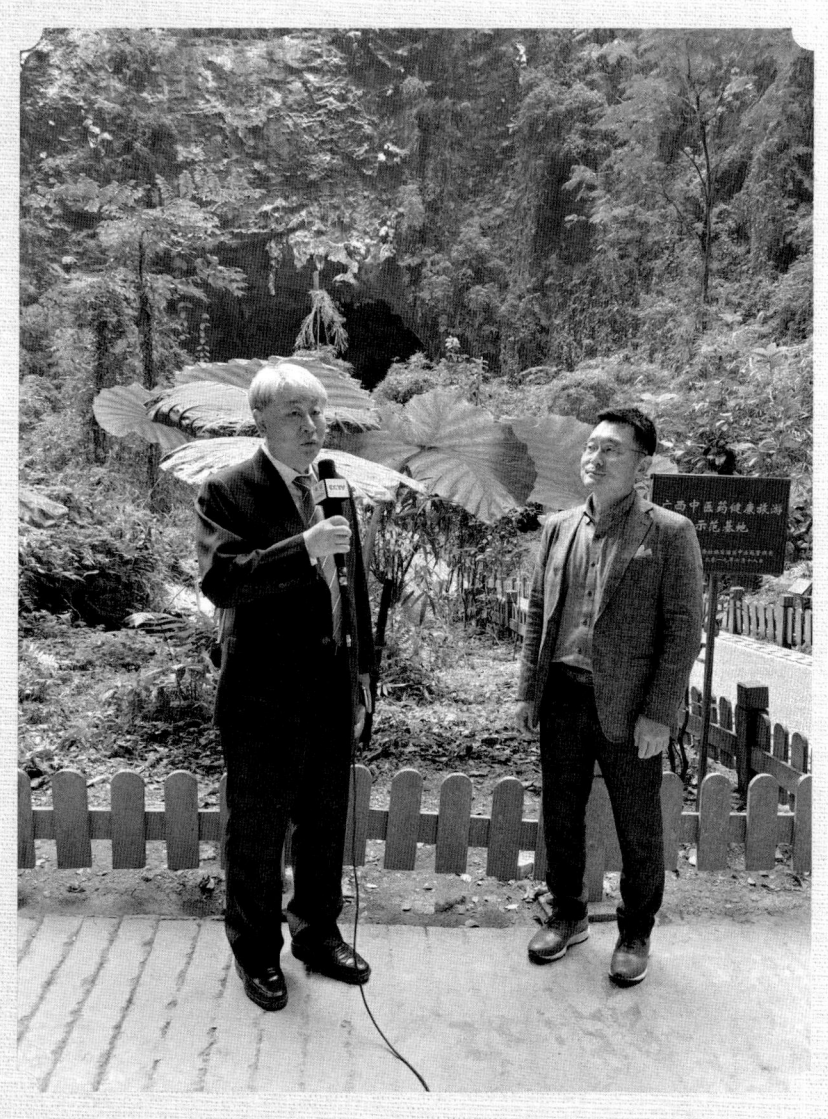

contents

[머리말] 《자연섭리건강법》과 이 책을 만든 이유 · 18

자연섭리건강법 철학(哲學)

《자연섭리건강법》 철학(哲學) · 36
온고지신(溫故知新) · 38
과유불급(過猶不及) · 40
영육쌍전(靈肉雙全) · 42

자연섭리건강법 원리(原理)

《자연섭리건강법》 구성 원리 · 48
수승화강(水昇火降) 두한족열(頭寒足熱) · 49
혈액 오염 · 만성 염증 · 스트레스가 만성 질환 · 대사성 질환의 주범 · 55
혈액 오염 : 혈전(血栓)과 어혈(瘀血)이 만병(萬病)의 원인 · 58
만성 염증(炎症) : 질병의 80%가 염증 · 60
스트레스(stress) · 63

자연섭리건강법 생활습관(生活習慣)

바른 생활습관 · 70
바른 음식(飮食) · 73
바른 운동(運動) · 75
바른 운동 : 햇볕 쬐며 산책하기 · 77
바른 명상(瞑想) · 79
바른 수면 · 81
이상철 회장이 추천하는 《자연섭리건강법》 · 86

자연섭리건강법 식품(食品)
의식동원(醫食同源) 약식동원(藥食同源) · 92
《자연섭리건강법》에서 바라본 식품의 부위별 작용 · 94
《자연섭리건강법》에서 사용하는 주요 식품 · 98

자연섭리건강법 건강 상식
현명한 의료기관 이용법 · 106
치료(治療)와 치유(治癒) · 113
자연 치유력과 면역(免疫) · 115

자연섭리건강법 증상별 대응
암(癌) · 123
《자연섭리건강법》 암 치유 프로그램 · 125

생활습관병(生活習慣病) · 141
고지혈(高脂血) · 142
고혈압(高血壓) · 147
뇌졸중(腦卒中), 중풍(中風) · 151
당뇨(糖尿) · 157
변비(便祕) · 160
치질(痔疾), 치핵(痔核) · 163
비만(肥滿)과 다이어트 · 166
불면증(不眠症) · 169

간(脂) · 172
지방간(脂肪肝) · 173
간염(肝炎) · 176
간경변증(肝硬變症) · 179
간암(肝癌) · 182

폐(肺) · 185
미세먼지 · 186
폐렴(肺炎) · 190
폐렴(肺炎) → 결핵(結核) → 폐농양(肺膿瘍) · 193
폐암(肺癌) · 196

심장(心臟) · 198
협심증(狹心症) · 199
화병 · 203
허로증(심장이 늦게 뜀) · 205

소화 기관 : 위, 대장, 췌장 · 207
위궤양(胃潰瘍), 위암(胃癌) · 208
크론병, 대장암(大腸癌) · 212
췌장암(膵臟癌) · 216

여성 질환 · 219
생리통(生理痛) · 220

자궁근종 · 223
자궁암(子宮癌) · 225
난소암(卵巢癌) · 228
유방암(乳房癌) · 231
임파선암 · 234
갑상선암(甲狀腺癌) · 237
임신(妊娠)과 산후풍 · 240
갱년기(更年期) · 244

어린이 청소년 질환 · 248
아토피 피부염 · 249
여드름(acne) · 253

남성 질환 · 256
탈모(脫毛) · 257
전립선 비대증 · 260

고령화(高齡化)와 노인 질환 · 263

노인 질환 · 270
치매 예방 · 271
파킨슨병 · 275
골다공증 · 279
퇴행성 관절염 · 283

류머티즘 관절염 · 286
통풍(痛風) · 289
백내장(白內障) · 292
녹내장(綠內障) · 295
황반변성(黃斑變性) · 297
풍치(風齒) : 치은염, 치주염 · 299

공통 질환 · 302
감기(感氣) : 상한(傷寒) · 303
대상 포진 : 섬유 근육통 · 305
디스크 : 추간판 탈출증 · 308
만성 염증(慢性炎症) · 311
만성 통증(慢性痛症) · 315

글을 마무리하면서 · 321
이상철 회장의 치유 · 경영 철학 · 324

[참고 도서] · 326

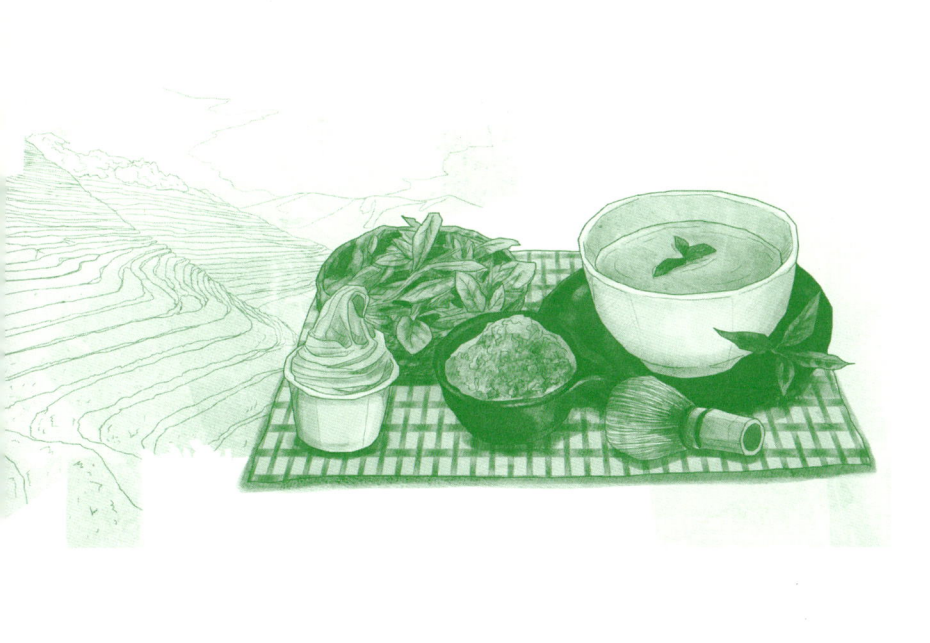

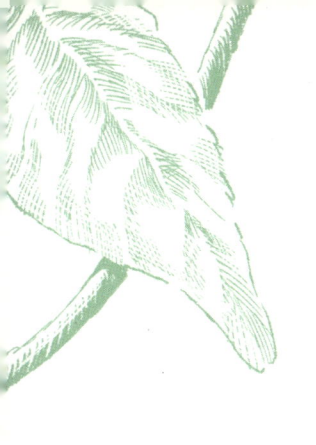

■ 제1장 ■

자연섭리건강법 철학(哲學)

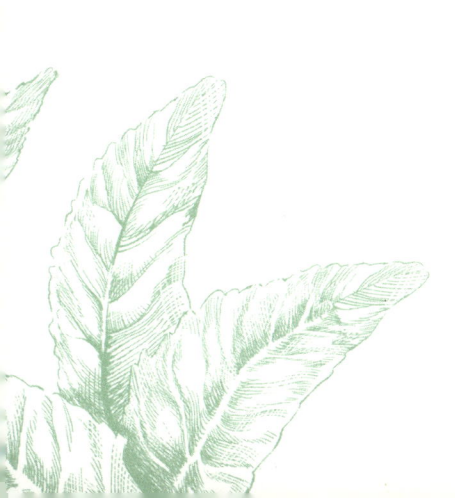
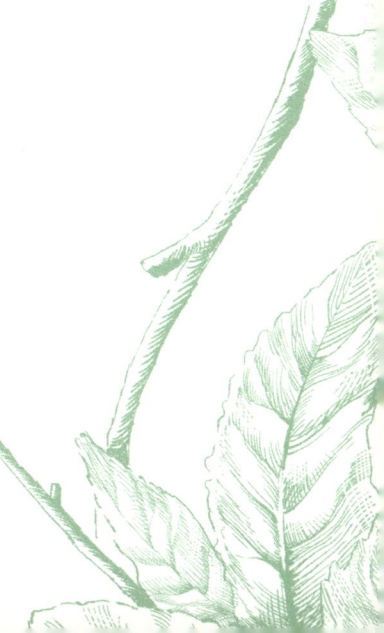

의료(醫療)의
진정한 목적은
환자의 증상 뒤에 숨어 있는
한 인간(人間)을 이해하는 것이다.

-버나드 라운-

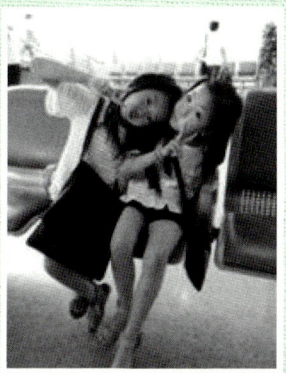
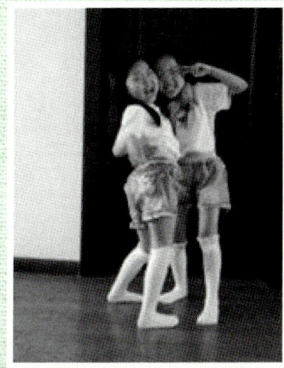
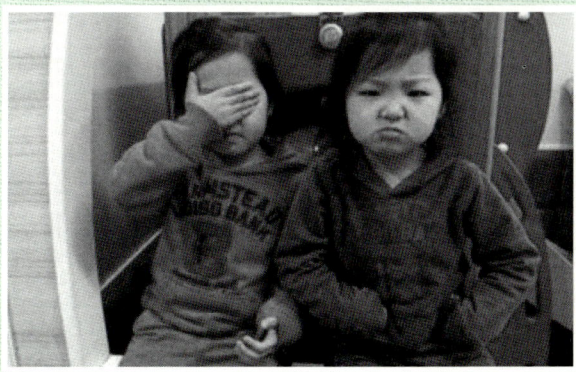

《자연섭리건강법》
철학(哲學)

《자연섭리건강법》은 건강을 포함한 모든 궁극의 길이 자연에 있다(道法自然)는 선현의 말씀에 따라 **"자연의 섭리에 따른 건강법이 최선의 건강법"** 이라는 기치 아래 자연의 섭리와 인간의 몸·마음·건강을 연구하고 실천 가능한 현실적인 프로그램을 제시하기 위해 노력하고 있다.

人法地
地法天
天法道
道法自然

사람은 땅을 본받고
땅은 하늘을 본받고
하늘은 도를 본받고
도는 자연을 본받는다

-『도덕경』제25장-

《자연섭리건강법》은 선현들께서 말씀하신 온고지신(溫故知新), 과유불급(過猶不及), 영육쌍전(靈肉雙全)을 건강의 철학으로 중시하고 있다.

온고지신(溫故知新)은 전통과 현대 과학의 조화를 추구하며, 과유불급(過猶不及)은 지나침을 경계하고, 영육쌍전(靈肉雙全)은 마음과 몸이 함께 건강해야 온전한 건강임을 가르치고 있다.

온고지신
(溫故知新)

전통의학은 물론 현대의학의 건강에 대한 지식과 정보들, 그리고 수많은 건강식품들과 건강 관련 정보들이 넘치는 상황에서 오히려 우리는 건강에 대한 바른 길을 찾기가 어려워진 현실을 맞고 있다.

여기에서 중요한 것은 중심을 잡는 것이며, 이는 오랜 세월을 견뎌 온 지혜를 중심으로 현대과학 기술을 받아들이는 것이라 할 것이다. 이를 선현들께서는 '온고지신'이라고 했다.

옛것이라 함부로 무시해서도 아니 되고 너무 옛것에만 집착해서 현대과학 기술의 엄청난 성취를 무시해서도 아니 될 것이다. 그래서 옛것을 대하는 태도로 믿음, 즉 신(信)을 얘기하지 않고 따뜻하게 바라보라고 온(溫)이라는 글자를 쓴 것이다.

모든 지식과 정보는 변화한다. 옛것을 믿고 고집하기보다는 왜 그렇게 했는지 따뜻한 마음으로 헤아리라는 것이다. 그리고 그 바탕에서 지신(知新), 즉 새로운 것을 공부해서 받아들이라고 하신 것이다.

이것이 우리가 건강을 대하는 태도여야 하며, 우리의 몸과 마음을 대하는 태도여야 하며, 나와 남의 삶을 대하는 태도여야 하며, 배움을 대하는 태도여야 할 것이다. 열린 마음으로, 그리고 따뜻한 마음으로 옛것과 새것을 포용하는 것이 자연을 따르는 바른 길이다.

 건강한 생명은, 그리고 건강한 몸과 마음은 따뜻하고 유연하고 부드러운 것이며, 차갑고 딱딱한 것은 아픈 것이고 죽은 것이다.

과유불급
(過猶不及)

몸과 마음의 건강을 위해 이것만큼 훌륭한 지침은 없을 것이다. 지나침을 경계하는 것이야말로 건강을 위한 최고의 교훈이라 할 것이다.

우리가 아프고 불행한 것은 과하기 때문에, 지나치기 때문인 경우가 많다. 지나치게 먹고, 지나치게 굴고, 지나치게 행동하고, 지나치게 고민하기 때문에 우리는 아프고 불행한 것이다.

좋은 것이라도 지나치면 안 되는데, 하물며 과식·스트레스·건강염려증 등 안 좋은 것들이야 말할 필요도 없을 것이다.

몸에 좋은 음식이라 해서 지나치게 먹는 것은 오히려 몸을 해치고 병이 되기도 한다. 좋은 음식을 과식하는 것보다는 소박한 음식을 조금 모자란 듯하게 먹는 게 좋다.

운동도 지나치면 오히려 건강에 좋지 않으니 가벼운 산책 등의 운동을 즐기는 것이 바람직하다. 따로 명상을 할 필요 없이 즐거운 마음으로 산책을 하면서 자연을 느끼고 나를 돌아보면 자연스럽게 명상이 된다.

일반인에게는 명상 수행이나 종교 활동도 지나치면 정상적인 일상생활에 지장을 초래하거나 오히려 아상(我相)·아만(我慢)이 높아질 수 있다. 따라서 바르게 먹고, 걷고, 일하고, 잠자는 등 일상이 명상이고 수행인 정도가 바람직하다.

지나침을 경계하면 몸과 마음이 편안하고 건강해진다.

영육쌍전
(靈肉雙全)

성인(聖人)은 병들기 전에 다스리고
의원(醫員)은 병이 난 후에 고치는 것이나,
병(病)의 근원은 하나이니
모두가 마음에서 비롯된다.

마음은
도(道)의 근본도 되고
화(禍)의 원인도 된다.

-퇴계 이황-

  몸과 마음이 온전해야 한다는 것은 '만물(萬物)의 영장(靈長)'인 우리 인간에게 만고불변(萬古不變)의 진리이다. 선현들께서는 영육쌍전(靈肉雙全), 즉 몸과 마음이 함께 건강해야 진정한 건강이고 이것을 '사람의 완성'이라고 보았다.

몸과 마음은 상호 작용을 하고 있어 어느 하나만 건강할 수는 없다. 몸이 아프면 마음도 아프고, 마음이 불편하면 건강도 나빠진다. 몸이라는 하드웨어와 더불어 마음·정신·영혼이라는 소프트웨어가 함께 온전해야 건강한 것이다.

요즘은 스트레스 해소, 명상(瞑想) 등 마음의 중요성을 강조하는 경향이 강한데 여기에서도 과유불급(過猶不及)의 지혜가 필요하다.

몸과 마음 모두 똑같이 중요하며 이는 편의상 나눈 것이지, 나누어지지 않는 것이다. 어느 하나에 치우치면 이미 잘못된 길을 들어선 것이다.

■ 제2장 ■

자연섭리건강법 원리(原理)

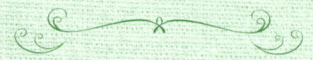

대자연을 우주(宇宙)라고 한다면
인체는 소우주(小宇宙)라 할 것입니다.

소우주인 인체에 나타나는 현상을
대자연의 현상에 비교하면서
추리하고 해석을 한다면
건강을 연구하는 데 있어서
많은 도움이 될 것입니다.

자연현상에는
문자나 문장이 없습니다.
그러므로 우리는
지혜로운 눈으로 자연을 보고
그 원리(原理)를 배워야 할 것입니다.

-이재희, 『한방강의록』 머리말 중에서-

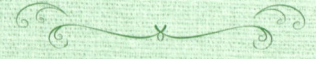

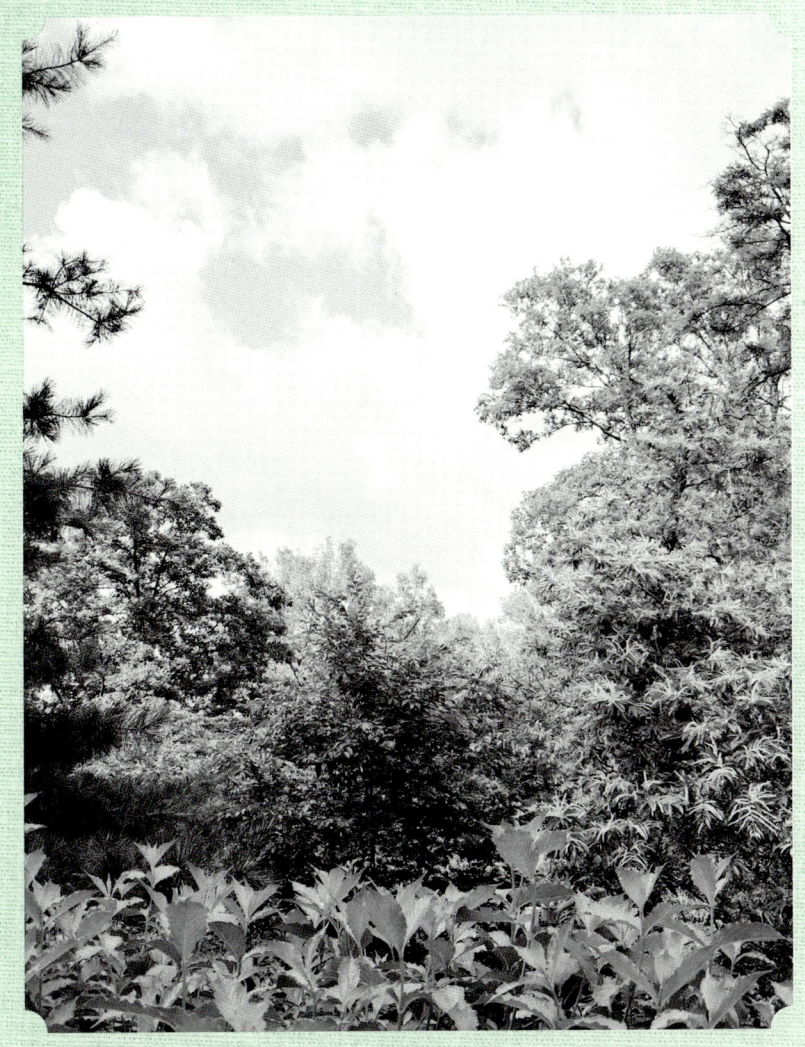

제2장 자연섭리건강법 원리

《자연섭리건강법》 구성 원리

기본 (공통)	기초 체온(基礎 體溫) 소화(消化) 숙면(熟眠) 및 안정(安定)
해독(解毒)	해독(解毒)
조혈(造血)	조혈(造血), 청혈(淸血)
순환	말초 림프 순환, 혈류 개선
비움	육체적인 비움, 정신적인 비움(무위, 無爲)

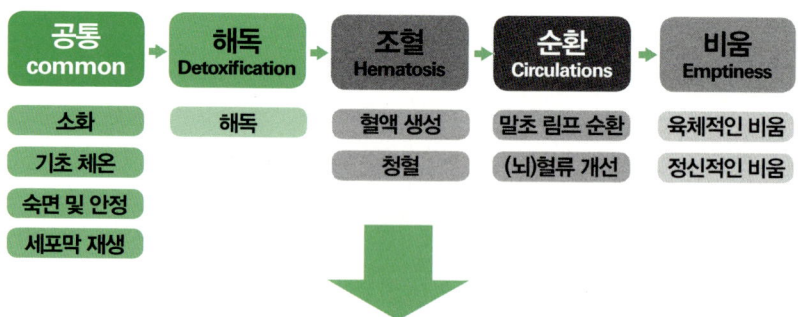

면역 기능 강화 ➡ 만성 질환 · 대사성 질환 극복

수승화강(水昇火降)
두한족열(頭寒足熱)

수승화강(水昇火降)은 차가운 물(水)의 기운은 위로 올라가게 하고, 뜨거운 불(火)의 기운은 아래로 내려가게 해야 건강을 유지할 수 있다는 동양의학의 건강 원리이다.

두한족열(頭寒足熱)은 머리는 차게 발은 따뜻하게 하라는 것으로 수승화강이 되면 두한족열 상태가 되므로 '수승화강(水昇火降)'과 동일한 말이다.

수승화강과 관련이 깊은 장부는 '신장(腎臟)'과 '심장(心臟)'이다. 신장(腎臟)은 수기(水氣)를 관장하는데 수기는 위로 향하고, 심장(心臟)은 화기(火氣)를 관장하는데 화기는 아래로 향하는 것으로 이것이 태극(太極)의 순환 원리이다.

화기(火氣)는 아랫배(하단전)에 축적되고 몸 전체에 순환한다. 화기는 신장을 데워서 신장의 수기(水氣)를 위로 올린다. 머리로 올라간 수기(水氣)는 머리와 심장, 간의 화기(火氣)를 아래로 내려 아랫배의 에너지를 달구어 준다. 이렇게 수승화강으로 인해 에너지가 원활하게 순환하는 것이 건강한 상태이다.

수승화강을 통해 인체 에너지는 조화와 균형을 이루게 되는바, 물 기운인 수기와 불기운인 화기가 조화를 이루어 머리는 시원하고 아랫배는 따뜻해지는 것이다.

머리가 시원해지면 집중력과 창의력, 기억력이 좋아진다. 아랫배가 따뜻해지면 복부 장기들의 기능과 활동력이 향상되어 소화 작용이 좋아지고 장이 튼튼해진다.

수승화강이 제대로 이루어지지 않으면 뜨거운 기운이 머리에 몰려 두통, 입 마름, 심장 박동 증가 등의 증상이 나타나고, 심할 경우 목과 어깨가 뻣뻣해진다. 머리와 심장의 화기가 아래로 내려오지 못하면 아랫배가 차가워지고 장의 기능이 떨어져 소화 장애가 올 수 있다. 이렇게 에너지 흐름이 원활하지 않으면 변비, 수족냉증, 정력 감퇴 등의 증상이 나타나게 된다.

현대인들은 머리를 많이 사용하기 때문에 화기(火氣)가 주로 머리에 머문다. 특히 지나친 경쟁과 스트레스 등으로 아랫배로 내려가야 할 화기가 오히려 머리로 올라가게 된다.

대부분의 질환이나 통증이 수승화강이 원활하지 않아 생기는 경우가 많다. 암 환자, 소화기 질환자, 심혈관 질환자들은 몸, 특히 손발이 차다. 그리고 아픈 부위에는 차가운 기운이 몰려 있다. 손발을 비롯하여 몸이 차가우면 기혈 순환이 원활하지 못해 면역력이 저하된다.

몸에 찬 기운이 들어오고 체온이 떨어지게 되면 면역력도 저하되므로 체온 관리에 유의해야 한다. 정상 체온보다 1도 낮아지면 면역력이 30% 떨어지고, 체온을 1도 올리면 면역력이 500~600% 증가[4]한다고 하니 몸을 따뜻하게 하는 것이 건강에 중요하다.

따뜻한 옷을 입고 부츠를 신는다고 배나 손발이 따뜻해지는 것이 아니다. 외부의 찬 기운을 막아 주는 것도 도움이 되나 수승화강을 통해 머리는 차고 배와 손발이 따뜻하게 순환해야 건강한 것이다.

수승화강 두한족열, 즉 찬 기운은 위로 올라오고 따뜻한 기운은 아래로 내려가서 머리를 차갑게 배와 발을 따뜻하게 하는 방법은 다음과 같다.

첫째, 생강 계피 등 몸을 따뜻하게 하는 음식과 제철 과일 채소 등 바른 음식 섭취를 하면 '수승화강'이 보다 더 잘 이루어진다.

차가운 청량음료나 냉수를 마시고 찬 음식을 가까이하면 손발이 차게

---

[4] 사이토 마사시(이진후 역), 『체온 1도가 내 몸을 살린다』, 나라원, p.15

된다. 몸이 차면 세포와 모세 혈관이 수축되고 기혈 순환이 경직되어 순환 장애를 가져오게 된다.

따뜻한 물과 음식을 먹으면 따뜻한 기운이 순환되어 혈액 순환이 원활해진다. 특히 성질이 따뜻한 생강, 강황, 계피, 홍삼 등을 섭취하거나 차로 마시면 혈액 순환과 원기 회복 등에 효과가 있다.

둘째, 근력 운동과 유산소 운동 등을 규칙적으로 하는 것이 좋다. 다만 무리한 운동보다는 가벼운 산책 등이 바람직하다.

혈액 순환이 원활하지 않으면 손발이 차다. 걷기 운동으로 발쪽 모세 혈관 기능을 강화시키면 발에서 열이 나 두한족열 상태가 된다.

발에는 오장육부가 연결되어 있어 걷기 운동을 하면 혈액 순환 촉진, 심장병 예방 등에 효과가 있다. 무리한 운동보다는 가벼운 산책을 꾸준히 실천하는 것이 좋다.

셋째, 충분한 잠과 휴식으로 해독이 되고 노폐물이 제거되면 몸의 기혈 순환이 제대로 이루어져 '수승화강'의 건강 상태를 유지할 수 있다.

족욕(足浴), 반신욕(半身浴)을 하게 되면 하반신에 따뜻한 기운이 돌아 기혈(氣血)의 순환이 원활해진다.

그리고 숨을 깊이 들이쉬고 내뱉는 심호흡(복식 호흡, 단전 호흡)도 도움이 된다.

두한족열 복불만 (頭寒足熱 腹不滿)

"머리는 차게
발은 따뜻하게 하고
배는 가득 채우지 말라."

이는 중국 고대의 전설적인 명의 '편작(扁鵲, BC401~310)'이 죽기 전에 가족에게 남긴 유언으로 유명하다.

"가장 좋은 건강 비결은
발은 따뜻하게 하고
머리는 차갑게 하는 것이다."

이는 서양의학의 아버지로 불리는 고대 그리스의 명의 '히포크라테스(Hippocrates, BC460~370)'가 남긴 건강과 관련된 많은 명언들 중 하나이다.

"머리를 식히고 발을 따뜻하게 하며,
몸을 불편하게 하지 않으면
당신은 건강할 수 있고
의사는 아무 할 일이 없게 될 것이다."

이는 18세기를 대표하는 네덜란드의 명의로 '전 유럽의 스승'이라고 불렸던 '헤르만 부르하버(Hermann Boerhaave, 1668~1738)'가 죽으면서 건강비결을 적어 밀봉해 놓은 책에 적혀 있는 유일한 비결이었다.[5]

---

5) 그는 죽으면서 건강비결을 적어 놓은 책을 밀봉하여 남겼는데 그 책은 경매에서 2만 달러 이상의 가격으로 팔렸다. 그 책에는 "머리를 식히고 발을 따뜻하게 하며, 몸을 불편하게 하지 않으면 당신은 건강할 수 있고 의사는 아무 할 일이 없게 될 것이다"라는 내용만 적혀 있었고 나머지는 백지였다고 한다.

혈액 오염·만성 염증·스트레스가 만성 질환·대사성 질환의 주범

■
■
■

바른 생활습관 → 청혈(淸血) · 조혈(造血) · 순환 → 해독(解毒)

혈액 오염과 만성 염증, 스트레스가 고지혈 · 고혈압 · 당뇨 등 만성 질환[6]과 대사성 질환(疾患)[7]의 주범이라고 할 수 있다.

우리가 건강을 잃고 아픈 것은 자연의 섭리, 자연의 법칙을 어겼기 때문이다. 자연이 주는 음식을 멀리하고, 화학 첨가물이 들어간 가공식품들을 섭취, 노폐물들이 몸에 남아 혈액을 오염시키고 만성 질환을 일으키는 것이다.

만성 질환은 잘못된 식습관, 흡연 · 음주 등이 주요 원인이기 때문에 '생활습관병[8]'이라고도 불린다. 만성 질환은 기본적으로 대사성 질환을

---

6) 암, 당뇨병, 심혈관 질환 등 오랜 기간을 통해 발병하고 지속적으로 재발하는 질환을 말한다.
7) 생체 내 물질대사 장애에 의해서 발생하는 질환. 당뇨병은 당질대사의 이상이고, 통풍은 요산대사의 장애에 의해서 발생한다.
8) 생활습관병은 과식, 운동 부족, 과로와 스트레스, 흡연 · 음주 등 잘못된 생활습관에서 비롯되는 질환이다. 비만, 고혈압, 당뇨병, 고지혈증, 동맥경화증, 협심증, 심근경색증, 뇌졸중, 알코올성 간질환, 퇴행성 관절염, 악성 종양 등이 이에 해당한다. 최근에는 감염성 질환을 제외한 대부분의 질환이 이에 해당한다고 해서 비감염성 질환(Non-communicable disease)이라고 부르기도 한다.

가지고 있는 경우가 대부분이다.

대사성 질환(대사 증후군, 신진대사 장애)에는 혈당대사 이상으로 인한 당뇨병, 지질대사 이상으로 인한 중성 지방 증가, 고밀도 콜레스테롤, 나트륨 성분 증가로 인한 고혈압, 요산 증가로 인한 통풍(痛風) 등이 있다.

에너지를 만들어 내는 몸의 기관들 중에 어떤 기관에 문제가 발생하면 우리 몸에 염증이 생기게 되고, 혈관의 독이 발생하고 독으로 인해서 몸이 망가져 가는 것이다.

암, 당뇨병, 류머티즘 관절염, 그리고 아토피 등 원인 불명의 난치성 질환의 상당수가 대사성 문제로 인해 발생하는 경우가 많다.

이런 대사성 질환은 치유가 어려워 만성 질환으로 되고, 치유가 어려운 상황이라 현상을 유지하거나 악화를 지연시키는 방법을 사용하는 것이 현실이다.

따라서 질환을 예방하려면 일상생활에서 습관을 고치는 등 관리를 시작하는 것이 좋다.
나쁜 생활습관으로 혈압, 혈당, 콜레스테롤을 제대로 관리하지 못하면 고혈압, 당뇨병, 고지혈증 등으로 이어질 수 있어 주의가 필요하다.

가장 중요한 것은 건강한 몸과 마음을 만들어 질환이 발생하기 전에 예방하는 것이다. 이를 위해서는 바른 음식 섭취, 바른 운동 등을 통해 기초 체온을 올려 따뜻한 몸을 유지하고, 청혈(淸血) 피를 맑게 하고, 조혈(造血) 깨끗한 피를 만들고, 원활한 순환을 통해 해독(解毒) 몸의 염증 등 독소를 제거하는 것이 최선의 방법이다.

혈액 오염
혈전(血栓)과 어혈(瘀血)이 만병(萬病)의 원인

질환의 원인은 다양하지만 이를 크게 나누어 보면 잘못된 생활습관과 스트레스 등으로 인한 혈액 오염, 만성 염증이 주요 원인이며 몸의 약한 부위에 질환이 나타나는 것이다.

'만병일독(萬病一毒)', 즉 모든 병은 하나의 독에서 출발한다. '그 하나의 독은 바로 혈액의 오염'이며 당뇨, 고혈압, 암(癌) 등 '만 가지 병이 혈액의 오염으로 인해 나타난다'는 것이다.

예로부터 동양의학에서 자주 거론되는 하나의 독(一毒)은 오염된 피를 일컫는 '어혈(瘀血)'[9])과 현대의학에서 말하는 응고된 피를 일컫는 '혈전(血栓)'[10])을 의미하는 것으로, 혈액 순환을 방해하는 오염된 탁한 피를 맑게

---

9) 체내의 혈액이 제대로 순환하지 못하고 한 곳에 정체되어 노폐물이 많아져 오염되고 엉켜 있는 나쁜 피가 생기는 한의학상의 병증. 어혈이 있는 경우 피부나 점막에 자줏빛 반점이나 푸른 핏대가 보이며, 피부가 거칠어지고 대변 색깔이 검은 증세가 나타난다.
10) 혈관 속이나 심장 속에서 혈액 성분이 국소적(局所的)으로 응고해서 생기는 응어리. 건강한 사람의 혈액은 혈관 속에서 응고하는 일이 없지만, 혈관 내피 손상이나 염증, 또는 동맥경화 등에 의한 이상, 혈액의 정체(停滯) 등의 경우에 혈전이 생긴다. 혈전이 생기면 혈관을 좁히거나 혈류(血流)를 가로막거나 멈추게 한다. 심장의 관상동맥에 혈전이 생기면 심근경색, 뇌에 생기면 뇌경색(뇌혈전)이 발생하는 것이다.

바꾸면 질환은 치유된다.

만성 질환은 잘못된 식습관과 스트레스, 환경오염 등의 원인으로 혈액이 오염되고, 오염된 혈액이 혈관을 막거나 좁혀서 발생하는 경우가 대부분이다.

고지혈은 혈액이 과다한 지방으로 인해 오염된 것이며, 고혈압은 혈액 오염으로 인한 뇌세포 산소 공급 부족을 해소하기 위해 심장에서 산소를 빠르게 공급하기 위해 혈관의 압력을 높여서 발생하며, 당뇨는 췌장에 혈액 오염으로 인한 순환 장애가 발생하여 췌장이 제 기능을 수행하지 못하는 것이다.

고지혈과 고혈압, 당뇨는 혈액 오염으로 인한 순환 장애가 원인이기에 이와 관련한 다양한 합병증을 유발하게 되는 것이다.

혈액 오염으로 인한 순환 장애가 심장에 발생하면 심혈관 질환, 뇌혈관에 발생하면 뇌혈관 질환, 콩팥에 발생하면 신부전증, 손과 발에 발생하면 손발 저림과 수족냉증, 남성의 생식 기관에 발생하면 발기 부전, 여성의 생식 기관에 발생하면 생리 불순이 나타나는 것이다.

따라서 대부분의 만성 질환은 근본 원인이 혈액의 오염이며, 바른 식습관과 바른 운동, 스트레스 해소 등을 통해 오염된 혈액을 해독하면 질환이 낫게 되는 것이다.

만성 염증(炎症)
질병의 80%가 염증

질병의 80%가 염증

면역 세포의 80%가 장 점막에 존재

장(腸)이 건강해져야 병이 낫는다

장이 건강하면 장내 유해균이 감소하고 면역력이 강해져 염증 제거

염증(炎症)은 생체 조직이 손상을 입었을 때에 체내에서 일어나는 방어적 반응이다. 상처 난 곳이 붓고 발열과 통증을 동반하는 염증은 외부의 공격으로부터 우리 몸을 보호하기 위한 면역 반응이다.

염증은 치유가 끝나면 사라지는 것이 일반적인데 원인이 완전히 제거되지 않거나 면역력이 저하된 경우 염증이 낫지 않고 지속되는 만성 염증으로 진행할 수 있다.

만성염증은 염증 반응이 계속해서 일어나 염증이 혈관을 타고 퍼져나가 몸 곳곳에서 문제를 일으켜 '만병의 근원'으로 불린다.

도쿄대 의학대학 순환기내과 교수인 이케다니 도시로는 저서 『아프다면 만성염증 때문입니다』에서 "혈관 노화(동맥경화)를 비롯해 암, 우울증, 알츠하이머 치매, 당뇨병, 아토피 피부염같이 이 시대에 증가하는 병은 대부분 만성염증과 관련이 있다"고 설명한다.

만성 염증은 통증 유발 물질(프로스타글란딘)을 만들어 온몸이 아프고 쑤시면서 통증이 지속되며, 관절염을 비롯해 뇌졸중, 암, 비만, 알츠하이머병, 심장병, 우울증 등 각종 질환 발생 위험을 높이게 된다.

나이가 들면 면역 체계가 약화되면서 만성 염증이 생길 가능성이 더 커진다. 만성 염증을 유발하는 요인은 다양한데, 스트레스 · 비만 · 흡연 · 미세먼지 등이 대표적이다.

스트레스 등으로 몸속 활성 산소가 많아지면 만성 염증이 발생할 가능성이 커진다. 가끔 받는 스트레스가 아니라 지속적인 스트레스가 문제가 된다.

지방 · 당류의 과다 섭취와 흡연도 염증 유발 인자다. 장기 내부나 장기 사이에 지방이 과다 축적되면, 지방 세포에서 염증물질(아디포카인)을 분비하며, 담배 속 니코틴은 백혈구를 자극해 염증을 유발한다.

미세먼지가 폐로 침투하면, 우리 몸은 미세 먼지를 없애기 위해 염증 반응을 일으키는데 이런 과정이 반복되면 만성 염증으로 진행되기 쉽다.

만성 염증은 장 건강과 밀접한 관련이 있다. 장 건강이 나쁘면 장내 유해균들이 많이 생긴다. **장내 유해균들은 독소와 유해 물질들을 많이 만들고, 이로 인해 만성 염증이 발생**한다.

만성 염증은 혈관을 타고 뇌를 포함한 온몸으로 퍼져 우울증, 불면증, 당뇨병, 고혈압, 아토피 등의 질환을 유발한다.

면역 세포의 80%는 장 점막에 있다. 장이 건강하면 장내 유해균이 줄어들고 면역력이 강해져서 만성 염증이 개선된다.

스트레스
(stress)

∎
∎
∎

긍정적 스트레스(eustress)와 부정적 스트레스(distress)
적절한 스트레스는 생활에 활력을 주고 생산성과 창의력을 제공
산책 명상 등을 통한 심신(心身)의 스트레스 해소 필요

혈액 오염, 만성 염증과 더불어 만병의 근원으로 지목되는 것이 스트레스이다. 그리고 스트레스는 혈액 오염과 만성 염증의 원인이기도 하다.

스트레스는 《자연섭리건강법》에서 중시하는 영육쌍전(靈肉雙全), 즉 '몸과 마음이 건강해야 온전한 건강'이라는 철학에서 마음의 건강과 밀접한 관련을 가지고 있으며 현대인들에게 있어서는 몸 건강에 앞서 스트레스 관리와 마음의 건강 문제가 가장 중요한 화두로 대두되고 있다.

스트레스의 정의는 다양한데, '인간이 심리적 혹은 신체적으로 감당하기 어려운 상황에 처했을 때 느끼는 불안과 위협의 감정(Lazarus, 1993)' '생체에 가해지는 여러 상해(傷害) 및 자극에 대하여 체내에서 일어나는 비특이적인 생물 반응' 등으로 정의된다.

의학 영역에서는 20세기에 이르러 내분비학자 H.셀리에(Hans Selye)가 '정신적 육체적 균형과 안정을 깨뜨리려고 하는 자극에 대하여 자신이 있던 안정 상태를 유지하기 위해 변화에 저항하는 반응'으로 정의하였다.[11]

스트레스에 대해 우리는 부정적인 측면만을 언급하는 경우가 많은데 스트레스는 긍정적 스트레스(eustress)와 부정적 스트레스(distress)로 나눌 수 있다.

적절히 대응할 경우 자신의 향후 삶이 더 나아질 수 있는 스트레스는 긍정적 스트레스이고, 대응에도 불구하고 지속되는 스트레스는 불안이나 우울 등의 증상을 일으킬 수 있는 경우는 부정적 스트레스라고 할 수 있다.

스트레스는 긍정적 혹은 부정적 측면의 양면성이 있는데 우리는 일반적으로 부정적 측면과 관련된 스트레스를 스트레스 상황으로 인식하고 있는 경우가 대부분이다.

---

[11] 그는 해로운 인자나 자극을 스트레서(stressor), 이때의 긴장 상태를 스트레스(stress)라고 했다. 스트레서를 가했을 때 스트레스가 일어나는 단계를 ① **경보 반응(alarm)** → ② **저항 반응(resistance)** → ③ **탈진 반응(exhaustion)**의 3단계로 나누고 스트레스 요인이 오랫동안 지속되어 탈진 반응에 빠지게 되면, 신체적 정신적 질병으로 발전할 수 있다는 이론을 제시하였다.

미국의 심리학자 Lazarus는 같은 스트레스 요인이라고 할지라도 받아들이는 사람에 따라 긍정적 스트레스로 작용하기도, 부정적 스트레스로 작용하기도 할 수 있다고 했다.

적절한 스트레스는 우리의 생활에 활력을 주고 생산성과 창의력을 높일 수 있다. 스트레스 상황을 부정적으로 받아들이면 질병 불행의 요인이 되지만, 긍정적으로 받아들이면 건강과 행복과 성공의 요인으로 작용한다.

스트레스 반응은 자극 호르몬인 아드레날린이나 다른 호르몬이 혈중 내로 분비되어 우리 몸을 보호하려고 하는 반응으로, 위험에 대처해 싸우거나 그 상황을 피할 수 있는 힘과 에너지를 제공한다.

스트레스는 적당하면 오히려 신체와 정신에 활력을 주는 요인으로 작용하지만 개인이 감당할 능력이 약화되거나, 스트레스 상태에 장기간 반복적으로 노출되면 불안과 갈등을 일으키고, 정신적·신체적 기능 장애나 질병을 유발시킨다.

스트레스로 인한 질환을 예방하려면 규칙적인 생활과 바른 식습관과 바른 운동, 적절한 취미 생활·명상·오락 등을 통한 스트레스 해소, 적극적인 대인 관계 등이 필요하다. 그리고 스트레스가 심할 경우 정신과 의사를 찾아 상담하고 지도를 받는 것도 도움이 된다.

최고의 명의(名醫)는
긍정과 비움

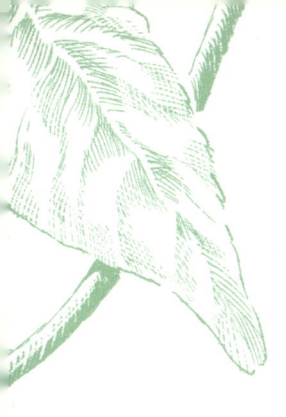

■ 제3장 ■

자연섭리건강법 생활습관(生活習慣)

《자연섭리건강법》에 따른 건강하게 잘 사는 법

- 자연의 순리(順理)에 따른다.

- 항상 얻음(得)과 버림(失)의 중용(中庸)을 취한다.

- 아프면 몸과 마음의 탁(濁)한 것을 버린다.

  - 비움(배설, 排泄)과 해독(解毒)·청혈(淸血)이 건강의 핵심이다.
  - 더 많은 재물·권력·명예를 가지려는 욕망(欲望)을 버릴수록 빨리 낫는다.

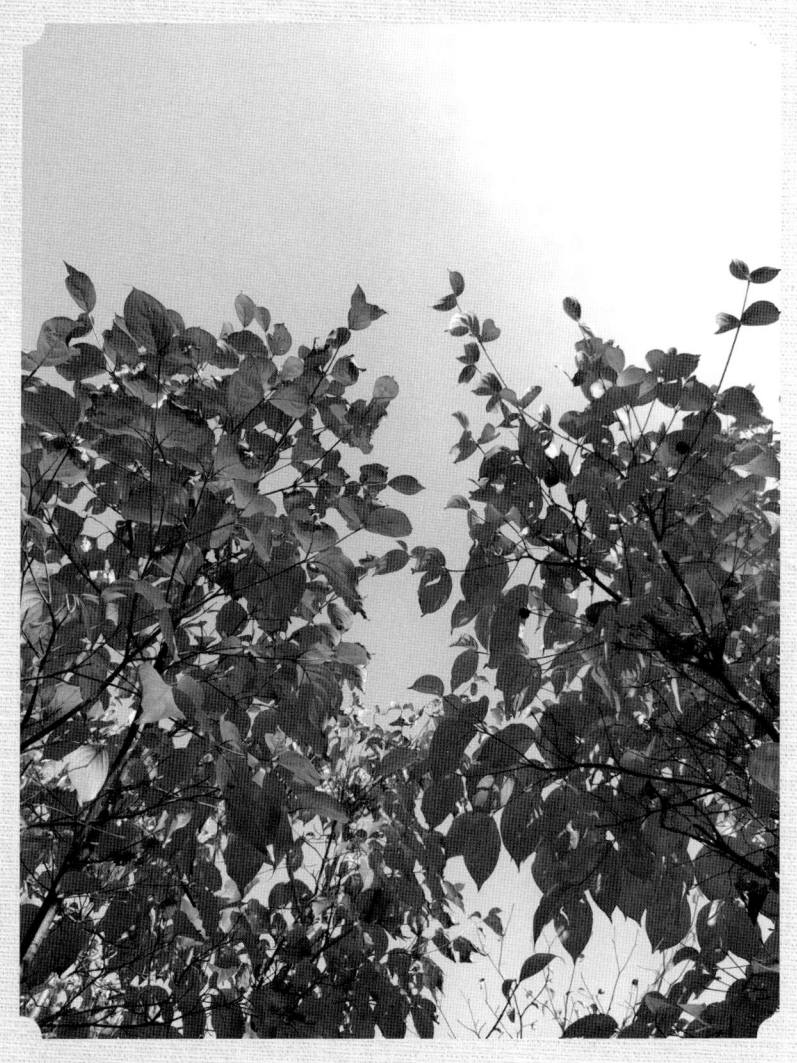

제3장 자연섭리건강법 생활습관

바른
생활습관

만병(萬病)의 원인은 잘못된 생활습관
생활습관의 변화가 질병(疾病)의 원인
⇒ 자연의 순리에 따른 바른 생활습관이 만병(萬病)을 다스리는 근본

습관(習慣)이 좋아지면
건강(健康)이 좋아지고, 운명(運命)도 좋아진다

잘못된 생활습관과 도시화, 공기·물 오염, 미세먼지 등 환경의 변화로 인한 질병이 증가하고 있다.

생활습관병은 질병의 발생과 진행에 과식, 운동 부족, 과로와 스트레스, 흡연, 음주 등 잘못된 생활습관이 미치는 영향을 받는 질환군으로 비만, 고혈압, 당뇨병, 고지혈증, 동맥경화증, 협심증, 심근경색증, 뇌졸중, 알코올성 간질환, 퇴행성 관절염, 악성 종양 등이 이에 해당한다.

최근에는 감염성 질환 이외의 거의 모든 질환이 이에 해당한다고 하

여 비감염성 질환(Non-communicable disease)이라고 부르기도 한다.

우리나라에서는 암, 뇌혈관 장애, 심장 질환 등 40세 이상의 성인에 잘 발병하는 병을 '성인병'이라 칭하여 왔는데 이러한 성인병이 대부분 생활습관과 관계가 있다는 것이 밝혀지게 되어 건강한 생활습관을 통해 병의 발생을 예방하는 데 중점을 두고 있다.

《자연섭리건강법》에서 중시하는 건강의 3대 요소는 **바르게 먹고, 바르게 운동하고, 충분히 자는 것**이다. 이것을 떠나 다른 특별한 비법은 없다.

건강한 생활습관은 자연의 리듬에 따른 생활습관으로 바른 음식, 바른 운동이 기본이며 마음의 건강을 위한 바른 명상 등도 실천하면 몸과 마음이 건강한 영육쌍전(靈肉雙全)의 즐거움을 누릴 수 있다.

예시) 자연 리듬에 따른 생활습관

시간		실천	내용	비고
오전	05:00	기상	해 뜨면 일어나기	계절에 따라 조정
		아침 명상	5~10분 하루 일과 준비	감사 겸손 배려
		물 마시기	0.5~1L	하루 2L정도 섭취하되 따뜻하거나 미지근한 물
		아침 운동	10~30분 스트레칭, 산책 등	가벼운 운동
		배변	자연스럽고 편안한 배변	1일 1회가 바람직하나 1일 3회~3일 1회는 정상
	07:00	아침 식사	균형 잡힌 식단	탄수화물 단백질 지방 균형 신선한 과일 채소
		오전 업무	1시간 근무, 15분 휴식	긍정적인 마인드
점심	12:00	점심 식사	균형 잡힌 식단	탄수화물 단백질 지방 균형 신선한 과일 채소
오후		오후 운동	20~30분 걷기, 산책 등	햇볕을 쬐는 것이 좋다.
		오후 업무	1시간 근무, 15분 휴식	능동적인 마인드
		티타임	커피, 홍차 등	
	18:00	저녁 식사	가벼운 식단 (아침의 1/2 이하 수준)	저녁 식사 이후에는 물이나 차를 마시지 않는다.
		저녁 운동	30~60분 산책, 조깅 등	가벼운 운동 과격한 운동은 숙면 방해
		저녁 명상	10~20분 하루 일과 정리	감사 겸손 배려
	21:00	취침	해 지면 취침 준비 (해 지고 2시간 이내 취침)	7~8시간 숙면 수면 골든타임(22:00~03:00)

* 식단은 제철 음식과 신선한 야채 · 과일을 중심으로 구성하고, 자극적이고 달고 짠 음식, 가공 식품 및 튀김 · 구이 · 젓갈 · 과자 등은 피할 것

바른 음식
〔飮食〕

과유불급(過猶不及), **소식**(小食)
배가 편한 음식, 배변이 편한 음식

《자연섭리건강법》에서 중시하는 건강의 3대 요소는 **바르게 먹고 바르게 운동하고 충분히 자는 것**이다. 지나치게 먹고 운동과 수면이 부족하면 건강을 잃게 된다.

바른 음식에서 제일 중요한 것은 조금 부족한 듯 먹는 소식(小食)이다. 현대인들은 풍부한 음식물 섭취로 칼로리는 과잉인데 건강에 꼭 필요한 영양은 부족해서 비만 등으로 인한 생활습관병을 겪는 경우가 많다.

슈퍼푸드 등 건강에 좋다는 음식 정보가 넘쳐나는 상황에서 효능이 과학적으로 검증되지 않았거나 침소봉대되는 경우도 많은데, 과유불급(過猶不及) 즉 아무리 좋은 음식도 많이 먹게 되면 좋지 않다.

그리고 음식을 먹을 때 눈(目)이나 입(味)으로 먹는 것보다 배(腹)로 먹는 것이 좋다. 즉 보기 좋은 음식이나 맛이 좋은 음식보다는 현미밥, 나물밥 등 배가 편하고 배변이 편한 음식을 먹어야 건강에 좋다.

패스트푸드 등 자극적인 맛에 길들여진 경우 현미밥, 나물밥 등 섬유질과 영양 균형을 갖춘 건강한 음식을 먹을 경우 맛이 없게 느껴지나 한 달 이상 꾸준히 섭취하면 음식 본연의 맛을 느낄 수 있을 것이다.

건강한 음식을 먹어야 영양 균형과 편안한 배설로 건강한 삶을 누릴 수 있다.

당신의 유전자는
'운명'이 아닌
당신의 선택입니다.

바른 운동
(運動)

- 과유불급(過猶不及), 지나친 운동은 노동, 기분 좋아지는 움직임이 운동
- 자연을 즐기면서 산책하기, 걸으면 살고 누우면 죽는다(臥死步生)
- 계단 오르내리기 등 시간 활용
- 바른 음식과 바른 운동 → 바른 수면

운동의 중요성은 아무리 강조해도 지나치지 않다. 그런데 운동 부족도 문제이지만 지나친 운동은 오히려 독이 될 수도 있다. 스트레칭과 맨손 체조, 공원 산책, 가벼운 등산 등이 좋다. 특히 중장년층과 노년층의 경우 무리한 운동을 피하고 전문가의 자문을 얻어 자신에게 적합한 운동을 하는 것이 바람직하다.

누구나 할 수 있는 무난한 운동은 자연을 즐기면서 산책하는 것이다. 굳이 멀리 산을 찾지 않더라도 가까운 공원이나 강변을 산책하거나 도심을 걷는 것도 좋다. 나에게 맞는 코스를 개발하여 즐기면서 운동하는 것이 좋다. 익숙한 공간들에서 계절에 따라 일어나는 작은 변화들을 관찰하고 즐기고 나를 돌아보는 시간을 갖는 것이 최선의 건강 운동법이다.

그리고 출퇴근 시나 점심시간 등 자투리 시간을 활용하여 사무실이나 집 주위를 산책하거나 계단 오르기 등을 실천하면 굳이 따로 운동을 하지 않아도 된다.

예로부터 '누우면 죽고 걸으면 산다(臥死步生)'라는 격언이 있는데 걷는 것, 즉 무리하지 않는 적당한 운동의 중요성을 강조한 것이다. 규칙적인 운동 습관이 중요한데 일주일에 2~3회 정도가 적당하다. 운동량은 30~90분 정도로 가볍게 땀이 날 만큼만 하는 것이 좋다.

바른 음식과 바른 운동을 실천하면 깊은 수면이 가능하여, 늘 활기차고 건강한 생활을 누릴 수 있다.

> 숲으로 들어가면
> 내가 숲을 보고 느끼는 것이 아니라
> 숲이 나를 보고 느낀다고 마음 먹는다.

바른 운동
햇볕 쬐며 산책하기

햇볕은 건강을 유지하는 데 중요
고혈압, 당뇨, 심혈관 질환, 암, 우울증, 치매, 골다공증 등 예방에 도움

햇볕은 건강을 유지하는 데 중요하다. 비타민 D는 체내에서 만들어지지 않고 음식 섭취나 피부를 햇볕에 노출함으로써 합성된다. 매일 20분 이상 햇볕을 쬐고 등 푸른 생선 등 비타민 D가 풍부한 음식을 섭취해야 한다.

햇볕을 충분히 쬐지 못하면 고혈압, 당뇨, 심근경색, 뇌졸중, 암·치매 등의 위험성이 높아지고 유방암·전립선암·대장암 등의 질병도 증가한다.

특히 겨울에는 일조량 및 야외 활동이 감소, 비타민 D 부족으로 면역력이 떨어져 감기 등에 걸리기 쉽고 뼈 밀도 감소로 골다공증이나 낙상, 골절 등의 위험이 높아진다.

비타민 D는 칼슘과 인의 흡수를 도와 뼈를 튼튼하게 해 주며, 혈당과 혈압을 낮추어 혈관을 튼튼하게 하고 세균과 바이러스 감염을 예방한다. 또 각종 암과 우울증, 면역 관련 질환 개선에도 도움이 되는 것으로 알려져 있다.

따라서 매일 15~20분 이상 햇볕을 쬐면서 산책을 함으로써 비타민 D가 충분히 합성되도록 한다. 다만 햇볕도 장시간 쬐면 오히려 피부 노화를 촉진하고 피부암을 일으킬 수 있으므로 주의해야 한다.

숲속 일광욕 적정 시간
봄·가을   11~14시
여름   8~10시
겨울   13~15시

바른 명상
(瞑想)

- 과유불급(過猶不及), 가벼운 명상
- 일상 속 생활 명상 : 걷기 명상, 호흡 명상, 감사 명상
- 바른 음식 · 운동과 명상의 통합 : 몸과 마음의 건강 챙기기
- 최고의 명상은 청소, 특히 화장실 청소

명상에 대한 관심이 높아지면서 명상·수행·깨달음 등이 신비화되는 경우도 많다. 건강을 위한 명상은 수행자들의 전문적인 명상과는 다르다. 전문적인 수행자들도 명상이나 수행 과정에서 몸과 마음의 건강을 잃는 경우가 많아 바른 명상으로 건강을 챙기는 것이 바람직하다.

우리가 일상생활에서 가볍게 실천할 수 있는 명상은 바른 음식, 바른 운동과 명상을 겸하는 것이다. 음식을 먹으면서 함께 식사하는 분들과 농부·부모 형제들에게 감사를 느끼고, 숲을 걸으면서 심호흡을 하고 호흡을 지켜보면(호흡 명상) 몸의 건강은 물론 마음의 건강도 좋아진다.

우리가 일상에서 실천할 수 있는 최고의 명상은 청소이며, 특히 화장

실 청소는 나를 돌아보는 최고의 명상이다. 내가 사용하는 공간을 청소하지 않고 명상센터를 찾아 명상을 하는 것은 시간 낭비일 뿐이다. 내가 사용하는 공간을 청소하면서 나를 돌아보고, 생활습관을 돌아보고, 가족과 주변 사람들에게 사랑과 감사를 느낀다면 몸도 마음도 건강하고 행복해질 것이다. 청소가 즐겁다면 그것으로 충분하다.

성경에 **"예물을 제단에 드리려다가 거기서 네 형제에게 원망들을 만한 일이 있는 것이 생각나거든, 예물을 제단 앞에 두고 먼저 가서 형제와 화목하고, 그 후에 와서 예물을 드리라"**[12]는 아름다운 구절이 있다. 이를 실천하면 사랑과 평화가 넘치는 아름다운 세상이 될 것이다.

또한 '예물'을 '명상'으로 치환해서 실천하면 몸과 마음이 건강한 삶을 살게 된다. **"명상을 하려다가 거기서 네 방을 청소하지 않은 것이 생각나거든, 먼저 가서 청소를 하고, 그 후에 와서 명상을 하라"** 명상은 저 너머가 아니라 나의 일상 속에 있는 것이다.

> 몸과 마음의 긴장을 빼는
> 연습을 자주 해본다.

---

12) 마태복음 5:23~24

바른 수면
(睡眠)

7시간 이상 충분한 수면
수면 중 학습 기억, 면역 시스템 강화
자연의 리듬에 따른 수면, 일찍 자고 일찍 일어나기

《자연섭리건강법》에서 중시하는 건강의 3대 요소는 **바르게 먹고 잘 배변하고 충분히 자는 것**이다. 이것을 떠나 다른 특별한 비법은 없다.

건강의 중요한 척도가 바로 수면이다. 우리는 인생의 1/3의 시간을 잠을 자는 데 사용한다. 제대로 자면 건강해지고, 건강하면 제대로 잠을 잔다. 잠을 설치거나 잠을 자지 못하면 건강하지 않은 것이다.

우리는 잠을 통해 에너지를 충전하고 건강을 회복하는 것이다. 잠을 자는 동안 낮에 쌓인 신체의 피로를 풀고 휴식하면서 소비했던 에너지를 회복하는 것이다. 잠을 자는 동안 우리 몸은 낮에 활동하면서 몸에 쌓인 노폐물을 청소하고, 뇌의 기억들도 정리한다.

특히 학생들의 경우 잠자는 시간 동안 낮에 습득한 지식을 기억으로 저장한다. 따라서 잠이 부족한 경우 열심히 공부해도 기억으로 남지 않아 학습 효율이 떨어지므로 충분히 자는 것이 중요하다.

그리고 면역 시스템이 수면 중 강화되며 성장 호르몬이 분비되므로 성장기 어린이나 청소년들에게 잠이 부족한 경우 성장 및 발육 지연을 일으킬 수 있다.

수면이 부족하면 학업과 작업의 능률이 떨어지고 졸음운전 등 실수와 사고의 위험이 높아지기 때문에 충분히 자야 한다. 성인의 경우 7~8시간, 어린이와 청소년들은 9~10시간 정도 자야 한다.

우리나라 사람들은 대체적으로 수면이 부족하고 특히 늦게 자는 경우가 많다. 충분한 수면 시간과 더불어 수면의 질, 즉 자연의 리듬에 따라 일찍 자고 일찍 일어나는 습관이 중요하다. 가장 바람직한 수면은 자연의 리듬에 따라 해가 지면 2시간 이내에 자고 해가 뜨면 일어나는 것이다.

2017년 〈한국갤럽조사연구소〉에서 성인 1,004명을 대상으로 실시한 '잠과 꿈에 대한 조사'에서 '평소 하루 몇 시간 몇 분 정도 자는지' 물었더니 '6시간 미만' 21%, '6시간대' 33%, '7시간대' 28%, '8시간 이상' 17% 등의 결과가 나왔고, 평균 수면 시간은 6시간 24분이었다.

잠이 부족하거나 깊은 잠을 못 자면 만성 피로에 시달리고, 집중력이 떨어질 뿐 아니라 당뇨병이나 심혈관 질환 등 질병에 걸릴 확률도 증가한다. 또한 각종 사고의 위험도 높아지며, 의욕이 떨어지고 만성 염증을 유발할 수 있다. 또한 뇌에 쌓인 독소를 제거할 시간이 부족, 알츠하이머나 파킨슨 같은 질병을 초래할 수 있다.

양질의 잠은 뇌 건강을 증진시킬 뿐만 아니라 각종 질병을 예방한다. 최적의 수면 시간은 밤 10시~새벽 3시로, 숙면에 도움을 주는 멜라토닌 분비를 촉진시켜 깊은 잠을 잘 수 있기 때문이다. 또한 멜라토닌은 항산화·항암 작용, 골다공증 예방, 면역력 강화 효과 등이 있다.

일정한 시간에 잠을 자고, 수면의 질을 향상시키는 생활습관을 갖는 것이 중요하다. 특히 학생들의 경우 수면 시간을 줄이는 경우가 많은데 이는 위험한 선택이다. 뇌가 충분히 쉬지 못하면 기억 형성과 연결 기능을 하는 해마 부위가 심각한 영향을 받는다. 뇌세포는 낮에 학습한 것을 수면 중에 정리해서 기억하는 과정을 거치므로 충분한 수면을 취해야 한다.

숙면(熟眠)을 위한 습관

건강한 수면 습관은 자연의 리듬에 따른 수면, 즉 해가 지면 2시간 이내에 자고 해가 뜨면 일어나는 것이다. 규칙적인 생활과 바른 식습관, 운동 등 건강한 수면 습관을 유지하는 것이 중요하다.

낮잠은 20분 내외로 짧게 자고, 저녁 시간에는 격렬한 운동보다 산책 등 가벼운 운동을 한다. 커피 차 등 카페인은 오후 5시 이후에는 섭취하지 않는다. 음주(飮酒)도 숙면을 방해하기 때문에 가볍게 마시거나 끊는 것이 좋다.

잠자리에 들기 30분 전부터는 준비를 해야 한다. 컴퓨터 모니터·스마트폰 화면 불빛은 수면을 유도하는 호르몬인 멜라토닌의 분비를 억제해 숙면을 방해하기 때문에 밤에는 사용을 자제해야 한다.

잠자리에 들기 전에 10분 정도 몸을 이완하고 천천히 호흡하면서 정리 명상을 하면 숙면에 도움이 된다.

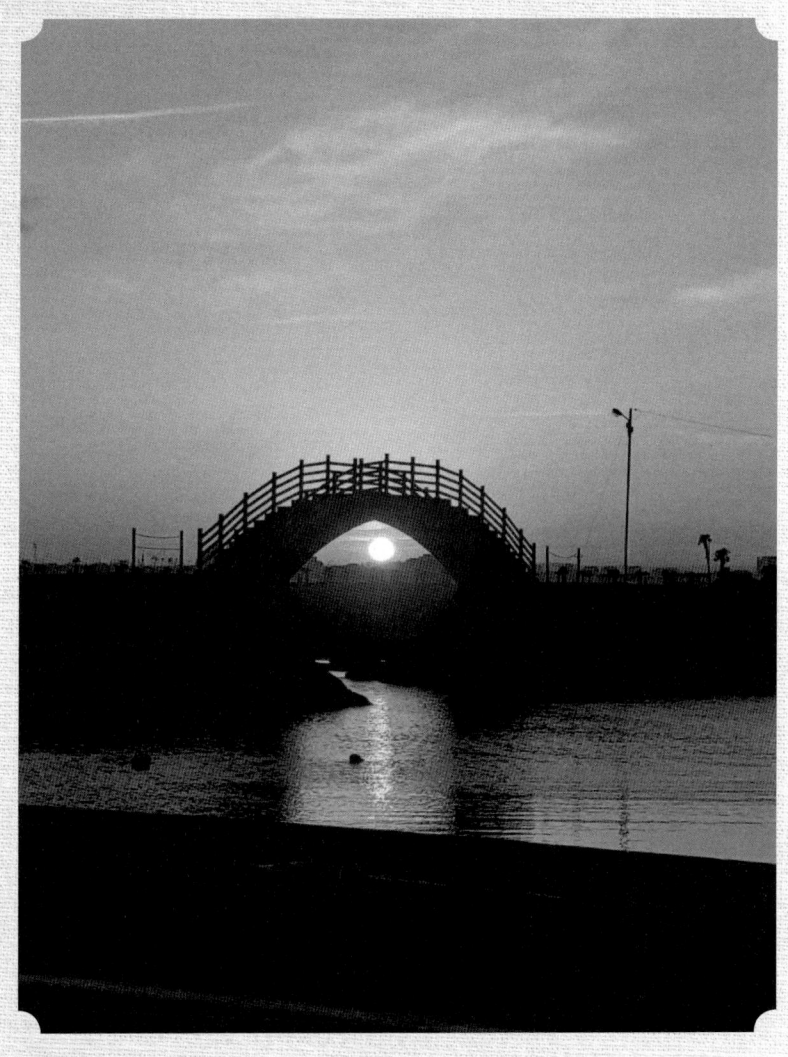

이상철 회장이 추천하는
《자연섭리건강법》

기초 체온 · 소화 · 청혈 · 해독 · 순환 · 배설

● 몸을 따뜻하게 한다.

- 따뜻한 물을 자주 충분하게 마신다.
- 족욕이나 반신욕을 일주일에 2회 이상 한다.
- 1주 3회 이상 땀이 가볍게 날 정도로 규칙적으로 운동한다.
* 근력운동, 유산소 운동, 스트레칭 등 유연 운동을 골고루 한다.

● 균형 잡힌 식단으로 몸을 따뜻하게 하는 식사를 한다.

- 밥은 잡곡밥, 혼합곡 위주로 천천히 꼭꼭 씹어 먹는다. (단 암환자 등 소화가 잘 되지 않는 경우는 현미 등 소화가 안되는 곡물을 피한다.)
- 반찬은 골고루 먹고, 채소 · 과일을 많이 먹는다.
- 아침밥을 먹고 저녁은 과식하지 않는다.
- 튀긴 음식, 젓갈류, 간식, 가공식품, 술, 담배 등을 멀리한다.

- 생활 속 명상을 실천한다.

  - 하루 3회 이상 복식 호흡(단전 호흡)[13]을 한다.
  - 가벼운 산책을 하면서 감사 명상, 호흡 지켜보기 등을 겸해서 한다.
  - 독서, 음악·미술 감상, 기도 등 정신 건강을 위한 시간을 갖는다.
  - 감사하는 마음, 밝은 마음, 긍정적인 마음을 갖는다.

- 잠을 규칙적으로 푹 자고, 정해진 시간에 일어난다.

  - 자연의 리듬에 따라 해가 지면 2시간 이내에 자고 해가 뜨면 일어난다.
  - 밤 10시에서 새벽 3시 사이에는 반드시 자도록 한다.

---

13) 길게 숨을 들이켜면서 배를 부풀리고, 내쉬면서 배를 당긴다.

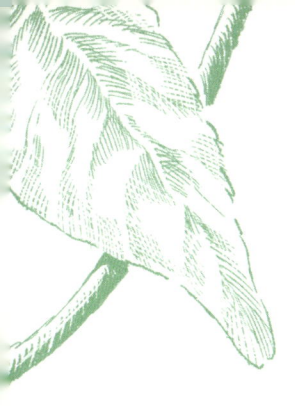
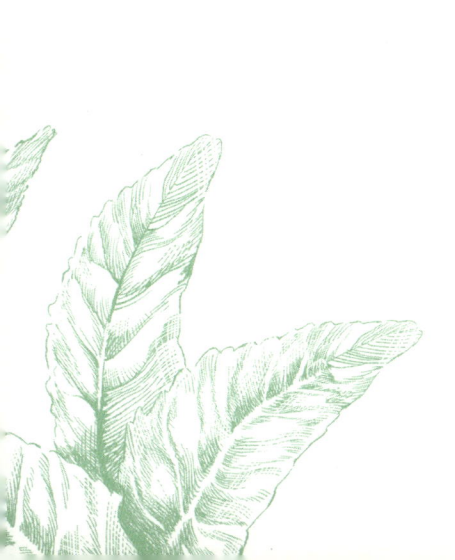
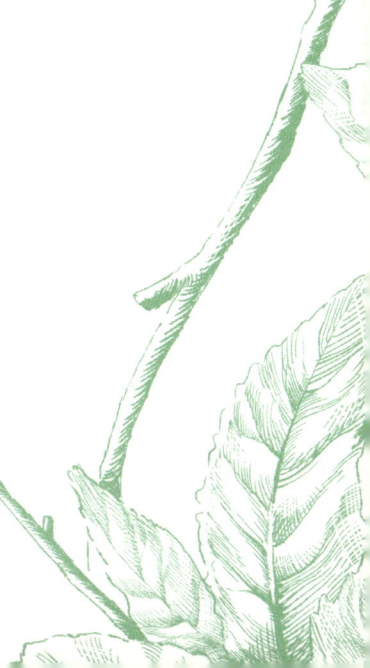

■ 제4장 ■

자연섭리건강법 식품(食品)

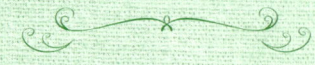

天依人
人依食
萬事知
一食碗

하늘은
사람에 의지하고

사람은
밥에 의지하니

만사(萬事)를 안다는 것은
밥 한 그릇을 먹는 이치를 아는 데 있다

-해월(海月) 최시형-

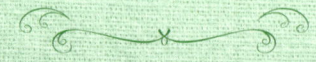

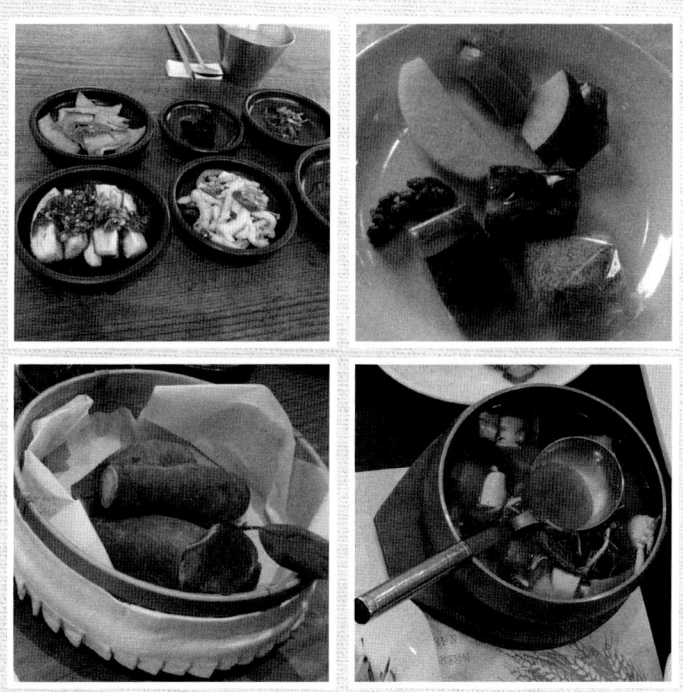

의식동원(醫食同源)
약식동원(藥食同源)

의약(醫藥)과 음식물은 근원이 같다는 뜻으로 우리가 일상적으로 먹는 음식물이나 질병(疾病) 치료를 위한 의약품이 모두 생명을 유지하고 건강을 위한 것인데, 음식으로 몸을 보하는 것이 약(藥)으로 몸을 보하는 것보다 낫다, 즉 음식물을 통해 병을 예방하는 것이 중요하다는 것을 강조하는 말이다.

예로부터 동양의학에서 중요시한 것은 '치미병(治未病)'[14]으로, 병으로 발전하기 전에 이를 예방하는 것에 중점을 두었다. 현대의학에서도 예방의학의 중요성이 갈수록 커지고 있다.

병이 생긴 뒤에 치료하는 것은 병이 들기 전에 양생하는 것만 못하니, 병이 생긴 뒤에 약을 쓰는 것은 사서하는 고생이다. 이 때문에 이미 병이 든 후에 치료하는 것은 醫家의 법도이고, 병이 들기 전에 먼저 치료

---

14) 不治已病 治未病(불치이병 치미병)이라 하여, 이미 병이 된 것을 치료하면 늦고 병이 발생하기 전에 치료하라는 것으로 건강과 질병의 중간 단계 즉 발병 전의 단계를 '미병(未病)'이라고 하는데 그 단계에서 대처해서 병을 예방하라는 뜻이다.

하는 것이 섭생의 이치를 밝히는 것이다. 이와 같이 우환을 생각하여 예방하는 자에게 어떤 우환이 있겠는가? 이것이 성인께서 말한 이미 병이 든 후에 치료하지 않고 병이 들기 전에 치료한다는 뜻이다.[15]

평소에 나쁜 음식을 멀리하고 바른 식습관을 들이면 병(病)을 예방할 수 있으며 굳이 약(藥)을 먹지 않더라도 몸의 건강을 유지할 수가 있는 것이다.

---

15) 주진형,《단계심법(丹溪心法)》, 권수(卷首, 머리말)
 "與其救療於有疾之後, 不若攝養於無疾之先, 蓋疾成而後藥者, 徒勞而已。是故已病而後治, 所以爲醫家之法；未病而先治, 所以明攝生之理。夫如是, 則思患而預防之者, 何患之有哉？ 此聖人不治已病治未病之意也." 주진형(朱震亨, 1281~1358)은 원대(元代)의 유명한 의학자로 금원사대가(金元四大家)중 한 명이다.

《자연섭리건강법》에서 바라본 식품의 부위별 작용

열량 과잉, 영양 불균형 시대 ⇒ 순환·소통·배설로 건강 유지

줄기	순환(循環)
잎	소통(疏通), 순환(循環)
열매(씨앗)	배설(排泄), 아래로 힘이 들어가는 것

뿌리	영양(營養) 저장, 위로 힘을 올려주는 것

　예전에는 영양 부족, 특히 부실한 음식 섭취로 인한 열량(칼로리) 부족이 질병의 주요 원인이었으나 현대는 가공식품 섭취, 과식 등 잘못된 식습관, 운동 부족 등으로 인한 열량 과잉과 영양 불균형이 질병의 주요 원인으로 작용하고 있다.

　따라서 예전에는 영양을 저장하는 뿌리를 사용한 보약(補藥)이 주요 약재였으나, 비만·대사성 질환·만성 질환 등 생활습관병이 많은 현대에는 순환·소통·배설 기능을 담당하는 줄기·잎·열매를 사용한 처방이 필요하다.

- 《상한론(傷寒論)》 등 전통 의서와 영양학 등 현대 과학에 기반

  - 전통 의서의 약재를 식품으로 대체
  - 특히 전통 약재 중 '뿌리' 사용의 문제점 개선
    * 요소 질소 등 비료 성분이 '뿌리'에 축적 → '간(肝)'과 '혈액'에 부작용
  - 현대 과학의 식품 성분과 작용도 활용

→ 전통 약재보다 효용이 크고 부작용은 감소

- Whole Food, 통합 · 융합 · 통섭 작용

  - 우리 선조들은 재료들의 개별 성분보다는 그들의 고유한 습성을 치료에 활용

  - 성분은 개별 성분의 부분적인 작용을 활용하는 것이며, 습성은 복합 성분의 종합적인 작용을 활용하는 것으로 필요에 따라 적절하게 활용하는 지혜 필요

"천연 재료로 약효 내는 식품 만들어 癌 환자 면역력 향상"[16]

바이오 헬스케어社 '프뉴마'
《자연섭리건강법》, 먹는 걸로 몸 성질 바꿔 환자 증상별로 맞춤 제공…
부작용 없어

'사람이 세상을 살아감에 있어 음식이 으뜸이고 약이 다음이다.' 조선시대 세조의 어의(御醫) 전순의가 의서에 기록한 내용이다. 바이오 헬스케어 회사 프뉴마는 이를 바탕으로 천연 음식만 활용한 《자연섭리건강법》을 추구한다.

프뉴마(Pneuma)는 고대 그리스어로 '생명을 불어넣은 숨결'이라는 의미를 가지고 있다. 프뉴마 이상철 회장은 20년 넘게 식재료를 연구해 왔다. 프뉴마는 건강 개선을 위한 식품을 직접 제조하고 관련 컨설팅을 해 준다.

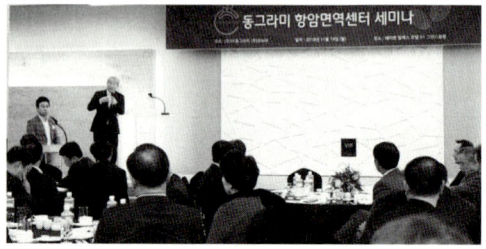

프뉴마는 천연 음식으로 건강을 개선하는 《자연섭리건강법》을 바탕으로 개인 맞춤형 식품 제조, 헬스케어센터 컨설팅 등을 하는 바이오 헬스케어 전문회사다. 사진은 프뉴마 이상철 회장의 강연 모습.

---

16) 이해나, "천연 재료로 약효 내는 식품 만들어 癌 환자 면역력 향상", 헬스조선, 2018.12.17.
http://health.chosun.com/site/data/html_dir/2018/12/16/2018121600921.html

◇ 천연 재료 활용해 몸의 성질 바꿔

이상철 회장은 과거 차병원 차움 음식테라피 자문위원을 지냈다. 이 회장은 "시금치·쑥·미나리 등 천연 재료를 활용하는데, 이들의 단순 성분이 아닌 습성(習性)을 파악해 약효를 내는 식품을 만든다"고 말했다.

예를 들어, 항암 치료를 받는 사람은 면역력이 약하고 체내 단백질이 부족하다. 회복을 위해 오리고기를 먹는 게 좋은데, 이때 키위를 활용한다. 키위는 오리 살의 단백질을 분해해 체내에 쉽게 흡수되게 돕는 효소 작용을 하기 때문이다. 이런 식의《자연섭리건강법》은 식품 섭취로 몸의 성질을 바꿔 질병 예방과 개선을 돕는다.

이 회장은 "환자 증상별로 다양한 맞춤형 레시피가 있다"며 "이를 통해 증상 완화 효과를 본 환자가 많다"고 말했다. 이 회장은 "사람들이 평소에 먹는 식품을 활용해 부작용이 없다는 것이 큰 장점"이라고 말했다.

◇ 내년 1월 암 환자 위한 면역증진케어센터 오픈

프뉴마는 창립 이후 중국 힐링센터, 헝가리 등에서 컨설팅을 진행했다. 지난 9월에는 경북도청, 경북바이오산업연구원과 2018년 바이오헬스케어 산업 육성 세미나를 공동 주최하기도 했다.

지난 10월에는 국내 최대 법인형 산후조리원을 운영하는 'ㅇㅇㅇㅇㅇㅇ'에 면역증진케어 프로그램을 공급하기로 계약했다. 2019년 1월에는 면역증진케어센터 판교점을 오픈한다. 이 회장은 "음식을 중심으로 한 기력 회복과 면역력 향상이 핵심이며, 항암치료로 인한 부작용을 해소하는 것이 주목적"이라고 말했다.

《자연섭리건강법》에서 사용하는 주요 식품

습성과 성분 등 자연의 섭리를 고려하여 사용

기능	주요 식품
기초 체온	생강, 마늘, 쑥
소화(消化)	무 : 소화력 강화 키위 : 단백질 분해 및 흡수 누룩[17], 엿기름[18] : 탄수화물 * 효소 작용으로 탄수화물 및 식이섬유 분해 흡수 강화 양배추 : 위 보호, 위 근육 활성화 사과 : 유기산
숙면(熟眠)·안정(安定)	대추, 곶감, 상추
해독(解毒)	콩나물, 미나리
순환(循環)·청혈(淸血)	연꽃, 장미꽃 : 어혈 제거 연근 : 조혈
비움	호박(이뇨), 옥수수염(이뇨) 개다래[19](으름덩굴), 수양버들[20]

---

17) 보리누룩 사용 : 성질이 냉하고 쌀이나 밀로 만든 누룩에 비해 서서히 발효하며 염증 개선에 효과가 있다.
18) 엿기름(엿질금) : 보리에 물을 부어 싹이 트게 한 다음에 말린 것으로, 싹이 보리 길이의 두 배쯤 자랐을 때 바싹 말려두었다가 필요할 때에 맷돌 등에 갈아서 사용한다.
19) 바위가 많은 곳에서 서식하며, 비 오면 물을 대량 흡수하고 배출하는 습성이 있다.
20) 수양버들(아스피린) : 물을 빨아들여서 씻어 내는 작용을 한다.

염증(炎症) 개선	도라지, 더덕 유근피[21] : 점막 보호 인동꽃, 대나무잎, 엉겅퀴잎
종양세포 주변 염증 (암세포 먹이) 삭임	인동꽃, 아카시아 가시[22], 우엉씨, 탱자, 도라지, 엉겅퀴
기관지 · 폐 염증 삭임	찬 성질 사포닌[23](도라지, 더덕) * 염증을 씻어 내는 작용 − 찬 성질 사포닌(도라지, 더덕)+오이(물) − 돌나물, 알로에+오이
조혈 기능 강화 청혈(淸血, 혈액을 맑게)	비트(순무, 콜라비), 시금치, 연근, 사과(철분 공급) * 사과 유기산, 연근의 철분 분해해서 공급
혈액 내 지방 분해	수세미, 호박잎 * 기름때 제거에 수세미(지방 분해 효소) 사용
혈관벽 지방 분해	도라지(사포닌), 더덕(사포닌)
혈액내 지방 흡수 → 배설(변)	느타리버섯, 호박잎 * 호박잎으로 지방 제거
간 기능 활성화	콩나물(머리 제거)[24]
간 열 내림	미나리(냉한 성질)
딱딱한 상태, 기(氣) 울체 해소	탱자, 레몬껍질, 진피(귤껍질)[25] * 강렬한 향기가 나는 탱자, 레몬껍질, 진피 등
수분 보충 입 마름 해소	오미자(신맛) 알로에[26], 돌나물[27], 오이(수분)[28] * 시원하면서 수분이 많음

21) 평성(平性), 미끌미끌, 염증 제거, 산초(제피)는 열성으로 염증 제거에 사용한다.
22) 가벼운 염증에는 잎, 꽃(인동꽃, 대나무잎, 녹차잎, 엉겅퀴잎 등)을 사용하고, 깊은 염증에는 탱자 가시, 아카시아 가시를 사용한다.
23) 인삼류 사포닌은 열이 있는 더운 성질의 사포닌이다.
24) 콩나물의 머리 부분은 영양이 빠져나간 상태라서 이를 제거하고 사용한다.
25) 위(胃)와 장(腸)의 운동 신경을 활성화한다.
26) 점액질 상(上).
27) 점액질 중(中).
28) 빠르게 불리는 작용을 한다.

점성(점액질) 보충	다시마[29], 알로에, 유근피(느릅나무껍질)
소화력 강화 (위 자극 → 소화 촉진)	쑥갓, 깻잎 * 쑥갓 깻잎 등 향기 채소가 위를 자극
소화력 강화 (쓸개 자극)	인진쑥 * 간의 열을 내리고 쓸개 자극(담즙 분비)
장내 열 내림	미나리, 대나무잎
내장 속 열 내림 (열 식힘 → 염증 개선)	박하, 대나무잎, 오이, 메밀
열을 가라앉힘	맥문동, 은이버섯, 꽃송이버섯, 돌나물, 박하[30]
폐포를 촉촉하게 적시는 작용	오미자(신맛), 매실
자궁(하초)을 따뜻하게 하기	제피(산초), 쑥, 꿀
묵은 생리혈·어혈 분해 → 배출	장미꽃, 연꽃, 아몬드, 꿀[31]
단백질 공급	오리고기, 오소리고기 등 불포화 지방[32] 개고기[33], 콩(검은콩)
배설(排泄)	차전자피 * 장내 잔변 흡착 배설
장 근육 탄력 강화	콩나물(줄기), 표고버섯
장 근육 운동 활성화	칡뿌리, 매실
잇몸 염증 개선 잇몸 근육 활성화 (잇몸 탄력성 증가) 잇몸 세포막 보호	노니
잇몸 내 화농 개선 (이로 인한 시리고 아픈 통증) 출혈 예방, 잇몸 세포막 보호	인동꽃

---

29) 장내 점막 점액질 보충→장 배설이 원활해진다.
30) 박하는 열을 확 식히는 작용이 강하다.
31) 근육을 풀어 주는 작용을 한다.
32) 닭, 돼지고기 등 포화 지방은 기름이 뭉쳐서 폐포에 유착된다.
33) 개고기는 지방이 적은 단백질이다.

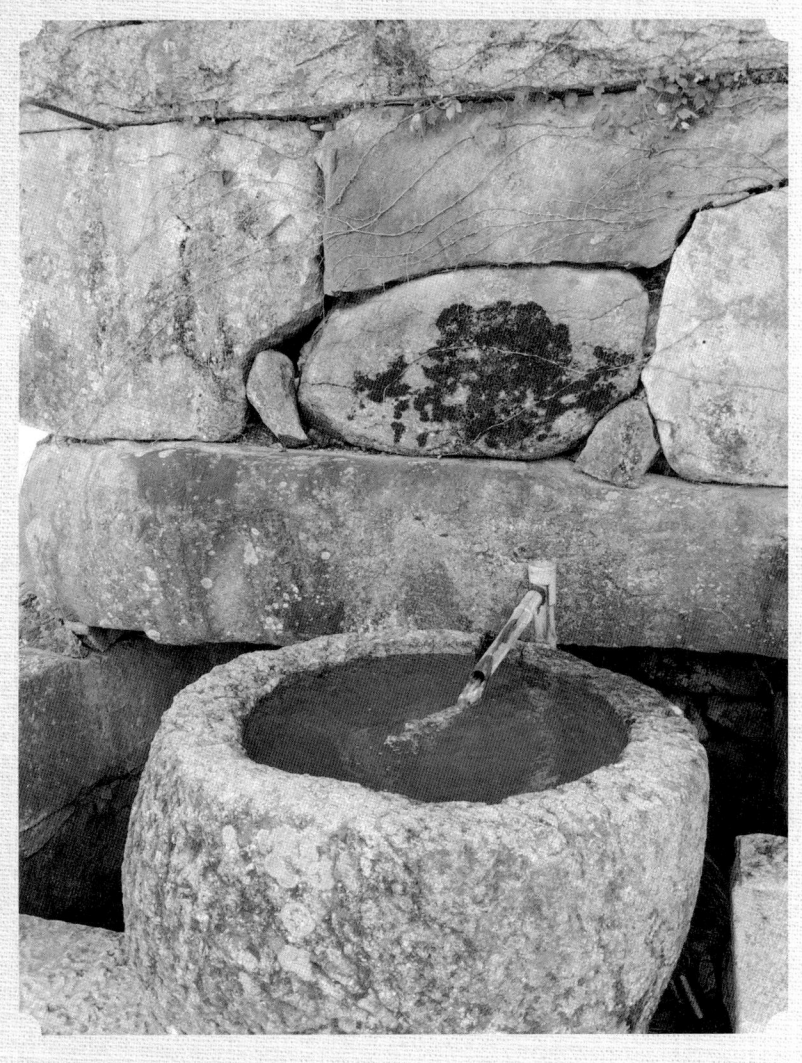

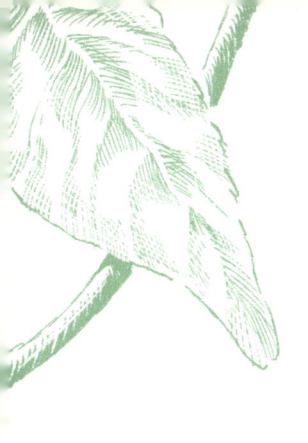

■ 제5장 ■

자연섭리건강법
건강 상식

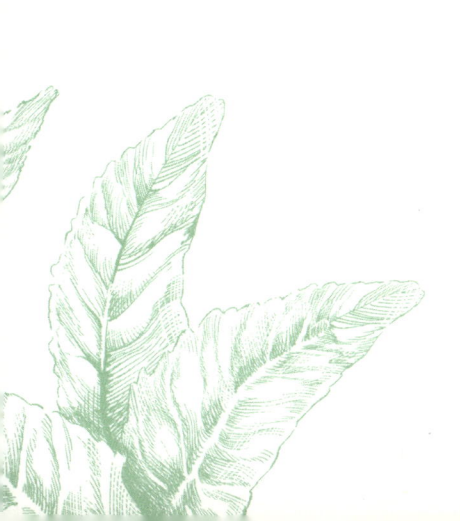
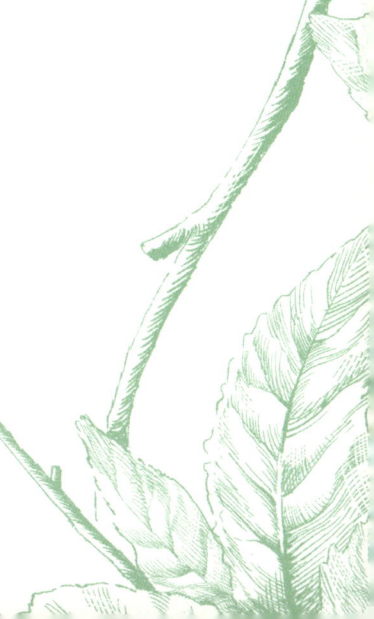

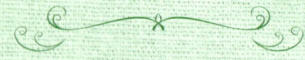

항상 기뻐하라
Be joyful always

쉬지 말고 기도(祈禱)하라
pray continually

범사(凡事)에 감사(感謝)하라
give thanks in all circumstances

-데살로니가전서(1Thessalonians) 5장 16~18절-

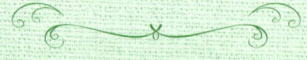

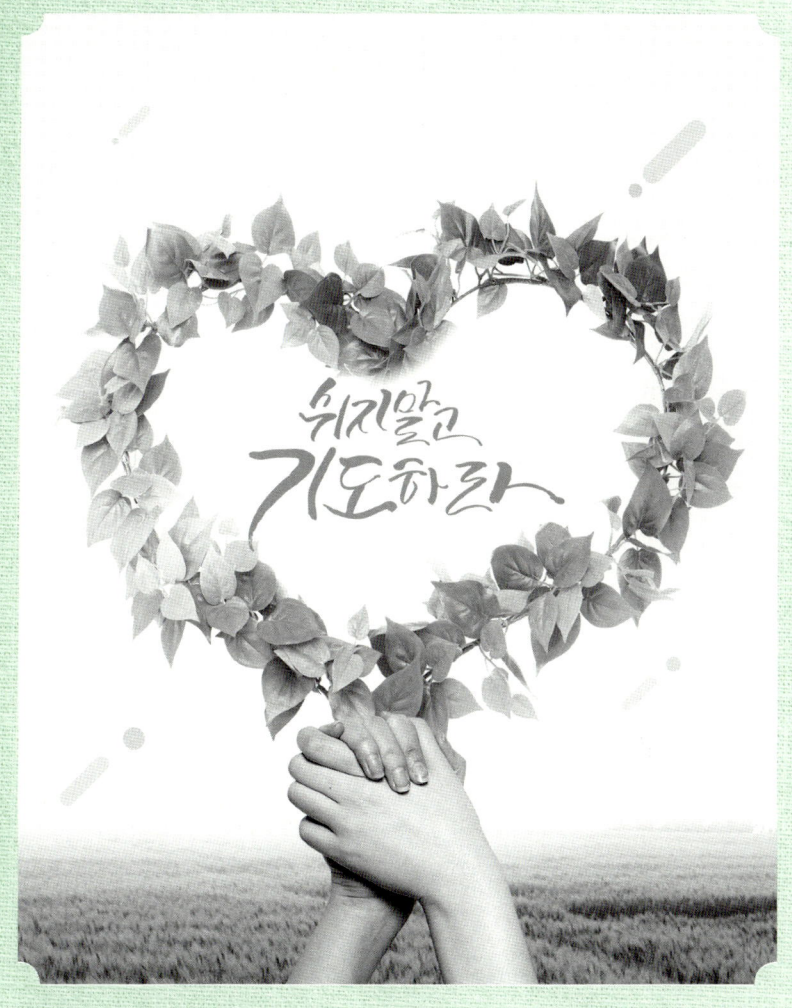

제5장 자연섭리건강법 건강 상식

현명한 의료기관 이용법

우리는 몸이 아프거나 불편하면 병원·한의원 등 의료기관에 가서 상담과 검진을 하고 약(藥)을 먹거나 수술을 하는 등 시술을 받는 경우가 일반적이다.

병원·한의원 등 의료기관을 방문하여 본인의 몸이 어떠한 상태인지, 무엇이 원인이고 치유 방법은 어떤 것이 있는지 등을 확인할 경우에는 의료기관의 오진율[34]을 감안해 두 곳 이상 방문하여 크로스 체킹하는 것이 바람직하다.

몸이 불편한 원인이 밝혀지면 이에 적합한 치유 방법을 선택하는 것은 개인의 몫이다. 신뢰가 가는 현명하고 지혜로운 의사·한의사 등에게 맡기는 방법과 자연 치유 등 대체의학적 방법, 그리고 자신이 식습관

---

34) 김진목의 『위험한 의학 현명한 치료』(전나무숲, 2007)에 따르면 미국의 경우 암 진단 오진율이 44%에 이르며, 우리나라는 오진율에 대한 전문적인 통계 자료가 없는데 세계 보건기구가 2000년 발표한 세계 각국의 의료 수준 평가 결과에 따르면, 우리나라는 58위라고 한다.

을 비롯한 생활습관을 개선하는 방법 중에서 신중하게 선택해야 한다.

여기에서 중요한 것은 자신의 몸의 상태와 특성, 그리고 객관적인 상황에 대한 정확한 인식이다. 같은 증상이나 병이라도 개인차가 나는 것이 현실이다. 따라서 의료기관이나 의사·한의사 등 의료인에게 수동적으로 의존하기보다는 스스로 열심히 공부하고 질문하면서 자신에게 맞는 방법을 찾아가는 과정이 중요하다.

병을 치유하기 위해서는 당사자가 우선 그 병에 대해 잘 알아야 한다. 치유의 주체는 당사자이며 의사·한의사 등 의료인은 병을 진단하고 치료법에 대해 전문적인 조언과 도움을 주는 것이다. 의료인의 조언에 대해 최종 선택을 하고 그 결과에 책임을 지는 것은 당사자(혹은 보호자)인 것이 엄연한 현실이다.

의료인이나 의료기관이 결과에 책임을 지지 않는다는 것을 우리는 명심해야 한다. 의료기관에서 당사자(혹은 보호자)가 서명하는 서류들을 살펴보면 이를 잘 알 수 있다. 물론 책임을 묻는 소송을 하는 경우도 있지만 사후약방문(死後藥方文)일 뿐이다.

따라서 바른 치유를 위해서는 의료기관과 의료인의 전문적인 역할도 중요하지만 자신의 질환과 상태에 대해 제대로 이해하려는 적극적인 공부와 노력이 필요하다.

완벽하고 안전한 치유 방법은 드물다. 수많은 병원·한의원 등에서 검진을 받아도 설명이 다르고 최첨단 장비로 검사를 해도 원인을 알 수 없는 질환도 있다. 그리고 자연 치유 등 대체의학의 경우 표준적인 기준이 없어 어느 말을 따라야 할지 난감한 경우가 많다. 따라서 자신의 몸 상태와 습관을 가장 잘 아는 본인이 주도적으로 책임을 지고 병원·한의원 등 의료기관과 의료인들을 현명하게 이용해야 한다.

객관적인 상황 파악이 중요

우리가 병원을 이용할 경우는 각종 측정 장비를 통해 객관적인 수치로 몸의 상황을 파악할 수 있지만, 한의원을 이용하거나 대체의학이나 스스로 자가 치유를 시도할 경우는 일정한 기간마다 반드시 보건소나 병원에 가서 객관적인 상황을 확인해야 한다.

객관적인 수치와 상황을 모른 채 치유에 매달리다가 위험한 상황을 초래하거나 치료의 골든타임을 놓쳐서 낭패를 보는 어리석음을 경계해야 한다.

물론 병원을 이용할 경우도 객관적인 수치 못지않게 스스로가 느끼는 몸 상태와 객관적인 수치가 일치하는지 여부를 점검하고 의문이 있을 경우는 의사의 상담을 받아야 한다. 의사에게 자신이 느끼는 몸 상태를 제대로 설명하고 의사는 문진에 적극적으로 응해야 한다.

이러한 과정을 통해 자신의 증상과 의사의 치유법을 제대로 이해한 후에 치유에 임해야 한다. 그러기 위해 자신의 질환과 치유 과정에 대해 충분한 이해가 되도록 적극적으로 질문을 하는 자세가 필요하다.

의료기관에서 진행하는 각종 검사도 꼼꼼히 챙겨야 한다. 검사 동의서는 내용을 반드시 확인하고 검사와 진단 결과에 대해 문답을 통해 제대로 이해하고, 오진이 의심되면 다른 의료기관에서 다시 진단을 받아 보는 것이 현명하다.

그리고 의료진이 수술을 권유할 경우 수술 외에 보다 안전한 방법으로 치료할 수 있는 길은 없는지를 충분히 알아봐야 한다. 질환과 수술 등 치료 방법에 대한 의료진의 견해와 관련 자료를 꼼꼼하게 검토한 후 담당 의료진의 수술 경력, 수술 후 합병증, 후유증 등에 대해서도 미리 살펴보고, 수술 시간과 절차, 비용 등도 충분히 검토하고 신중하게 결정해야 한다.

질병 중심 치료에서 환자 주도 치유로

30년 넘게 만성질환 치유법을 연구하며 '미국 최고 가정의(家庭醫)상'까지 수상한 웨인 조나스 교수[35]는 그의 저서 『환자 주도 치유 전략 : 현

---

35) 웨이크포레스트대 의학 박사학위, 조지타운대학교 의과대학, 국립군의관 의과대학 교수. 2015년 통합건강관리심포지엄 개척자상, 2007년 미국 최고 가정의상 수상.

대의학, 다시 치유력을 말하다』에서 "의사들이 처방하는 치료로는 병의 20%만 고칠 수 있을 뿐"이며 "나머지 80%는 환자 스스로 내면의 치유 과정을 활성화함으로써 회복할 수 있다"면서 "사람은 누구나 치유 능력을 갖고 태어나며, 그 능력이 제대로 발휘되기만 한다면 건강하고 행복한 삶을 누릴 수 있다"고 주장한다.

웨인 교수는 풍부한 연구 결과와 이론을 바탕으로 환자를 고치는 것은 의사·치료법·약이 아니라 환자가 치유를 주도하는 것이 중요하다는 점을 강조한다. 주류의학이든 대체의학이든, 현대의학이든 전통의학이든, 치료법이 무엇인지는 중요하지 않다면서, 중요한 것은 그 치료법이 환자에게서 '의미를 이끌어 낼 수 있느냐'라고 말한다.

웨인 교수는 일례로 과학적으로 전혀 효과가 없다고 증명된 '고압산소 치료법'을 통해 외상성 뇌손상을 극복한 환자 마틴의 사례를 들고 있다. 마틴은 전쟁에서 다치고 전우를 잃은 후 수면 장애, 언어 장애, 만성 통증 등에 시달렸다. 많은 치료법을 시도했지만 치료되지 않았고, 결국 최후의 보루로 40회에 걸쳐 고압산소치료를 받고 극적으로 치유된다.

웨인 교수는 효과가 없다고 증명된 치료법이 치유를 일으킨 것에 대해 다년간 환자들을 만나고 연구한 후, **'의미 부여 반응'**, 즉 **치료법을 시행하기까지의 과정, 치료법이 시행되는 환경, 사람과 사람 간의 관계 등이 환자에게 의미를 부여했기 때문에 치료됐다**는 것을 발견했다.

마틴이 치유된 데는 다음과 같은 의미 부여 반응이 작용했다. 마틴은 고압산소치료가 효과가 있을 것이라 굳게 믿었고, 간호사와 의사가 그런 믿음에 힘을 실어 주었다. 그의 아버지는 치료 비용을 모두 지불하며 물심양면으로 도왔다. 또한, 마틴은 여러 명의 환자들과 함께 치료를 받으면서 다른 환자들과 아픔을 공유했고, 이러한 활동이 긍정적인 의미를 더해 주었다.

고압산소 자체가 효과가 있는 것은 아니었지만 매주 치료를 받으면서 뭔가 좋아지고 있다는 믿음이 강화됐다. 결국 치료법보다는 그 치료법이 전개되는 맥락과 그 속에서 이루어지는 의미 부여가 치유한 것이다.

이러한 결론을 통해 웨인 교수는 "어떤 치유법도 치유하지 못한다. 그러나 거의 모든 치유법이 치유한다"며 '치유의 역설'을 이야기한다.

나에게 의미 있는 치유법을 찾기만 한다면 그 치유법이 설령 과학적으로 증명되지 않았다고 해도 치유는 일어난다. 따라서 치유법의 길은 여러 갈래일 수밖에 없다. 어떤 사람은 자신의 침실을 꾸밈으로써, 혹은 달리기 운동을 통해서, 혹은 자신의 트라우마를 친구에게 털어놓음으로써 치유된다. **진짜 치유는 더 나은 삶을 선사하는 길을 스스로 찾아 나설 때 찾아온다.**

웨인 교수는 **현대의학이 질병에 관심을 가질 뿐 더 나은 삶에 관심을**

두지 않는다며 우리가 과학을 하는 방식이 잘못됐다고 주장하고 있다. **현대의학은 우리를 고장 난 자동차처럼 취급**, 잘못된 부분이 있으면 그 부분을 수리하면 된다고 여긴다. 이에 대해 웨인 교수는 현대의학이 감기 같은 **급성 질환에는 효과적이지만**, 피로 · 고혈압 · 당뇨 · 비만 · 우울증 등 만성 질환에는 전혀 도움이 되지 않는다며 우리의 몸을 자동차가 아닌, '가꾸어야 할 정원'으로 여겨야 한다면서 질병이 아니라 환자 중심의 의학을 강조하고 있다.

치료(治療)와 치유(治癒)

병원 등 의료기관을 이용하거나 약물(藥物)을 복용하는 등 의료 행위로 병을 고칠 경우 '치료(治療)'라는 단어를 사용하고 '치유(治癒)'는 자연 치유, 치유 명상, 산림 치유, 마음 치유 등의 용도로 사용하는 경우가 많다.

그리고 두 단어를 구분하지 않고 사용하는 경우도 있다. 『표준국어대사전』에 '치료'는 '병이나 상처 따위를 잘 다스려 낫게 함', '치유'는 '치료하여 병을 낫게 함'이라고 정의하여 비슷한 의미로 사용하고 있다.

《자연섭리건강법》에서 '치료'는 의료기관이나 의료인, 약물 등에 의지해서 병을 고치는 것, '치유'는 자신의 자연 치유력에 의지해서 건강을 회복하는 것으로 정의해서 용어를 사용하고 있다.

치료와 치유를 구분한다 해도 치료도 궁극적으로는 자연 치유력에 의지해서 병을 고치는 것이다.
즉 수술이나 약물을 사용해서 병인(病因)을 제거하거나 증상을 개선한다 해도 결국 수술 후 상처가 아물고 몸이 건강을 회복하는 것은 자연 치유력이 작용한 결과인 것이다.

치료의 도움을 받아야 할 때도 있지만, 자신 안에 있는 치유의 힘을 제대로 이해하고 활용하는 것이 중요하다.

《자연섭리건강법》에서는 **'자연의 섭리에 따르는 것이 최적의 건강법'** 이라는 철학에 바탕하여 자연 치유력을 중심으로 한 건강 관리 프로그램을 제공하고 있으며 특히 인류가 오랜 기간 섭취해서 안정성이 검증된 식품을 약(藥) 대신 활용하여 자연 치유력을 증강시켜 건강을 회복하는 프로그램에 중점을 두고 있다.

자연 치유력과
면역(免疫)

자연 치유, 자연 치유력이라는 단어를 많이 사용하지만 이는 의학 용어가 아니다. 자연 치유(自然治癒, natural healing)에 가장 가까운 의학용어는 면역(免疫)인데, 자연 치유를 인체의 면역 시스템(immune system)에 의한 치유라는 의미로 쓰는 경우가 많다.

자연 치유력(自然治癒力)은 일반적으로 '우리가 질병에 걸렸을 때 특별한 치료를 하지 않아도 건강한 상태로 회복되는 힘'이라는 의미로 사용하고 있다.

국어사전에는 '자연 치유'에 대해 '질병을 치료하지 않아도 자연히 낫는 일', '인위적인 치료를 하지 않고 신체의 회복 능력을 북돋아 질병이 저절로 낫거나 몸이 회복되도록 하는 일'이라고 정의하고 있다.

《자연섭리건강법》에서는 **'모든 사람은 자연 치유력을 가지고 있다'**는 것을 전제로 건강을 다루고 있으며 자연 치유력을 현대의학의 면역 시스템을 포함하는 개념으로 사용하고 있다.

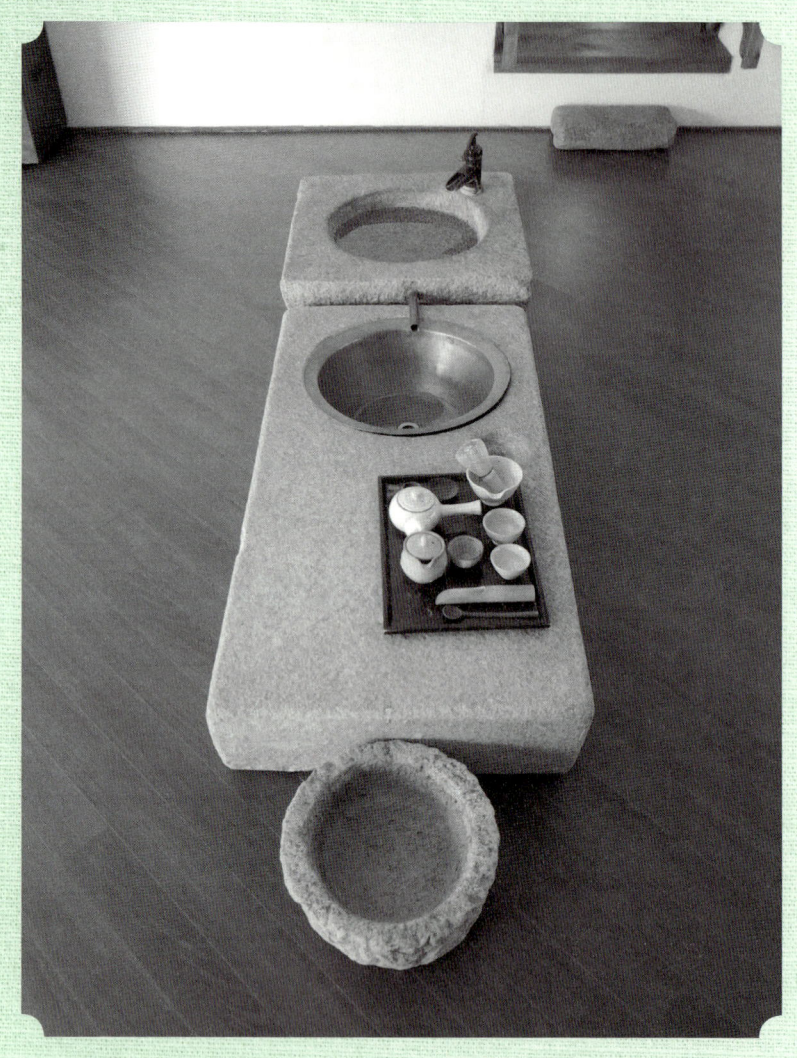

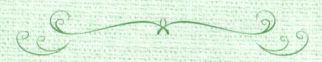

上善若水
水善利萬物
而不爭
處衆人之所惡
故幾於道
夫唯不爭
故無尤

가장 좋은 것은 물과 같다.
물은 온갖 것을 이롭게 하면서도
다투지 아니하고
모든 사람이 싫어하는 낮은 곳에 머문다.
그리하여 도에 가깝다.
그저 오로지 다투지 아니하니
허물이 없도다.

- 『도덕경』 제8장 중에서 -

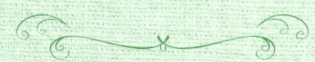

자연섭리건강법 증상별 대응

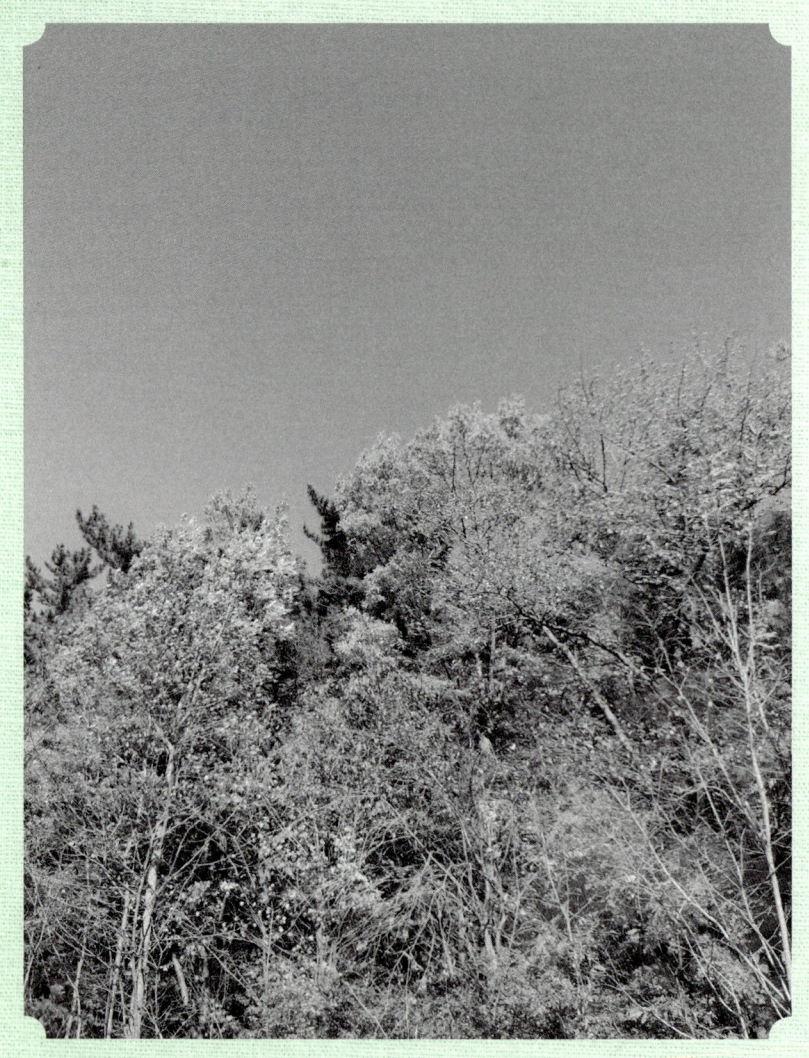

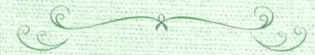

인간은
대자연 속에서 생존하고 있는
하나의 생물입니다.

그러므로
인간은 자연의 섭리에 따르고,
또 자연의 나쁜 조건이나 변화를
노력과 지혜로 극복하면서
생존하기 마련입니다.

-이재희, 『한방강의록』 머리말 중에서-

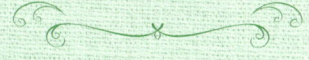

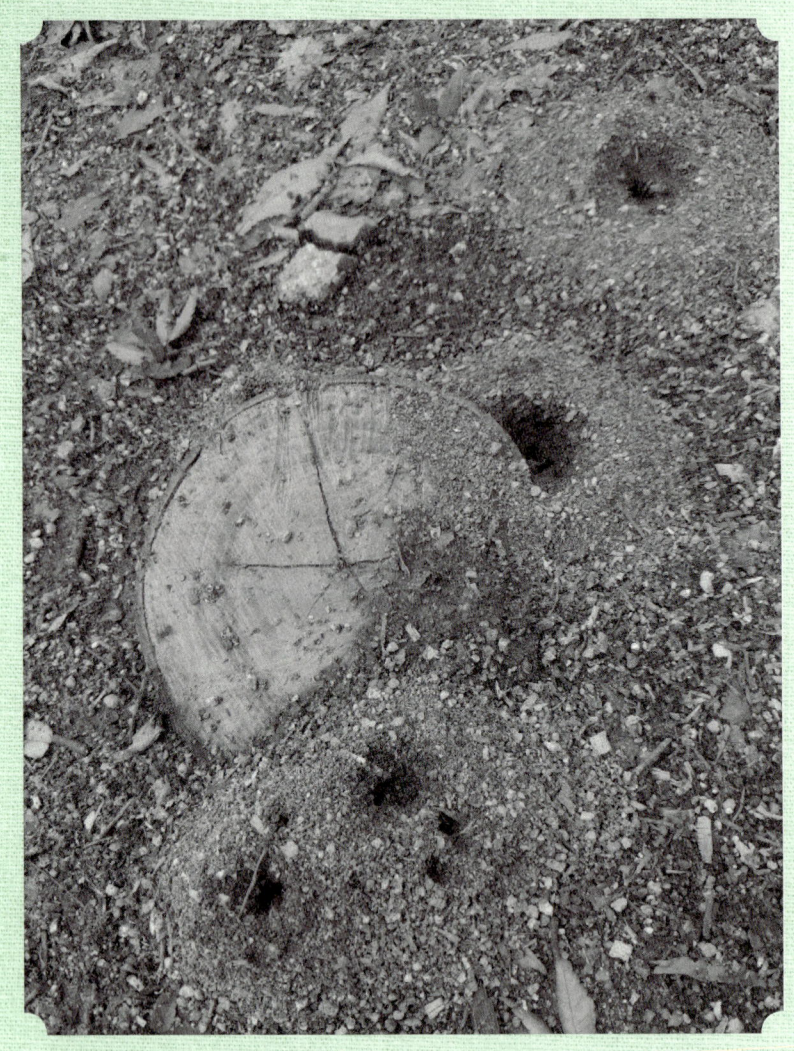

암
(癌, Cancer)

세포 → 조직 → 장기(기관) → 계통

사람의 몸은 세포가 모여 이루어져 있으며, 세포가 모여 특정한 기능을 할 수 있는 단위를 이룬 것을 조직이라 하고, 이 조직이 모여 장기(또는 기관)를 이룬다. 여러 장기가 모여 일정한 기능을 하는 단위를 이룬 것을 계통(예를 들면 소화기계, 순환기계 등)이라 한다.

사람은 세포 수가 늘어나면서 성장을 하는데, 세포는 최대 30회 정도 분열되면 더 이상 분열되지 못하고 도태되어 사라지게 된다. 그런데 비정상적으로 증식이 일어나는 경우 이를 종양(tumor)이라 한다. '종양'이란 세포의 분열과 성장·사멸 조절 기능에 이상이 생겨서 과다 증식한 덩어리를 말한다.

'종양'은 악성과 양성으로 구분하며, **악성 종양이 '암**(癌)'이다. 양성 종양('혹' 또는 '종양')은 상대적으로 성장 속도가 느리고 전이하지 않으며 수술을 통해 간단하게 제거할 수 있다. 반면 암은 성장이 빠르고 주위 조직과 다른 신체 부위로 전이되어 생명까지 위협할 수 있다.

정상세포와 대비되는 암세포의 3가지 특징은

① 통제되지 않고

② 상태가 불규칙하고

③ 예측불가능하게 전이가 발생한다.

《자연섭리건강법》에서 본 암(癌)

세포(단백질)가 죽으면(죽은 나무에 버섯이 피듯이) 죽은 세포에 종양이 생기는 현상이 암(癌)이며, 암 주변에 염증이 발생하면 염증을 분해해서(먹어 치우면서) 암이 커지게 된다.

인체의 자연 치유력, 면역 시스템에 의해 암이 스스로 소멸해서 사라지는 것이 건강한 삶이다.

《자연섭리건강법》 암 치유 프로그램

• 암 치료 방식 개선

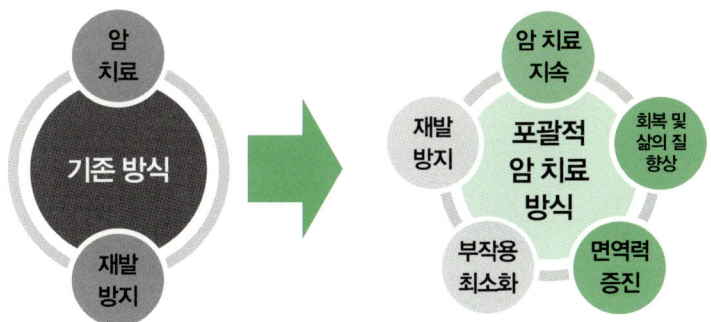

- 암 치료 방식 개선에 따른 암환자 전용 메디푸드 필요성

정상 세포 회복 – 세포 재생
면역 활성 증강 – 자연 치유력 회복
균형 잡힌 영양 성분 – 섭취와 흡수력 향상

식약동원(食藥同原)과 기능영양의학적 접근에 의한
암 환자 전용 메디 푸드 개발 필요

수술 후 안전한 식품을 통한 회복과 예방
일상적 삶의 질 향상 기대

- 암 환자 유병자 수 지속적 증가
- 항암 치료 후 정상 세포 손상 부작용 발생
- 수술 후 환자/유병자의 식이요법 부재
- 화학요법 의학적 접근 의약품 사용의 한계

- 암환자 전용 메디 푸드 개발 프로세스

항암 치료 후 유병자 맞춤형
메디 푸드

세포 재생/조혈/면역력 향상
– 치유/회복/부작용 개선 –

과학적 접근
(연구논문 등 근거)
- 암 치유 천역 식품 소재 분석
- 생채 기능성 검증 결과 분석
- 최적 인체 적용 조건 분석

동양의학적 접근
(한의학, 민간의학)
- 한의학적 암 분류, 원인, 치유
- 치유와 회복 중심의 처방
  – 한약재 배제
  – 식물 원료 대체요법 활용

식품 생명 과학
(약선 식품, 조리 과학)
- 필수 영양 성분 효율적 공급
- 균형적 영양 공급
- 기능성 효능의 극대화
- 인체 친화적 제품
  – 소화, 흡수 용이한 제형

• 암환자 전용 메디 푸드 개발 프로세스(유형별 · 환자별 원인 분석)

분류	발병 원인	유효기능 성분	해당 식품(원료)
유방암	비만, 알콜 섭취, 출산 경험 무, 피임약 복용 여부, 폐경 후 호르몬 이상, 과다 에스트로겐 등	라이코펜 셀레늄 케르세틴 아이소플라본 등	토마토, 구아바, 자몽 등 밀겨, 맥아, 겨자씨, 아마란스 등 가과, 블루베리, 부추, 브로콜리 등 콩류
대장암	비만, 당뇨, 알콜 섭취, 육식 과다, 흡연, 중부 비만, 장 질환 유 경험 등	엽산 레스베라트롤 식이섬유 등	브로콜리, 양상추, 시금치 등 적포도, 땅콩, 월귤나무열매 등 오레가노, 밀겨, 바실, 파슬리 등
간암	당뇨, 비만, 알콜 섭취, 만성 간염, 간경변, 스테로이드제 사용 등	실리마린 에모딘 콜린 글루타민 등	엉겅퀴, 민들레, 더덕 등 결명자, 호장근, 깨풀 등 표고, 콩, 녹두, 토마토 등 시금치, 파슬리 등
위암	비만, 헬리코박터 감염, 면역력 저하, 흡연, 위염 수술, 위림프암 치료 경험 등	철, 아연 등 나링긴 등	해조류, 보리, 시래기, 굴 등 단삼 등 백자몽 등
폐암	흡연, 방사선 치료, 매연 등	카로티노이드 셀레늄 케르세틴 비타민 D 등	당근, 살구, 망고, 시금치 등 밀겨, 겨자씨 등 적포도, 양파, 감초뿌리 등 표고, 굴, 감자 등

* 참고 : SCI급 논문을 대상으로 분석

- **《자연섭리건강법》 항암 · 면역 증진 프로그램**

구분	조식 07:30~09:00	오전 09:00~12:00	중식 12:00~13:30	오후 13:30~18:00	석식 18:00~19:30	야간 19:30~21:00
월	준비식 소화 효소	배설 환 임파선 스틱	메디 푸드 A1 소화 효소	맞춤 스틱 해독 차	메디 푸드 S 기초 체온 샐러드 프로바이오틱스	명상 긴장 완화 차
화	유산균 간편식 조혈 샐러드 소화 효소	배설 환 임파선 스틱	메디 푸드 A1 소화 효소	말초 순환 마사지 맞춤 스틱 해독차	메디 푸드 B 기초 체온 샐러드 프로바이오틱스	명상 긴장 완화 차
수	유산균 간편식 조혈 샐러드 소화 효소	배설 환 임파선 스틱	메디 푸드 A1 소화 효소	말초 순환 마사지 맞춤 스틱 해독차	메디 푸드 S 기초 체온 샐러드 프로바이오틱스	명상 긴장 완화 차
목	유산균 간편식 조혈 샐러드 소화 효소	배설 환 임파선 스틱	메디 푸드 A1 소화 효소	말초 순환 마사지 맞춤 스틱 해독차	메디 푸드 B 기초 체온 샐러드 프로바이오틱스	명상 긴장 완화 차
금	유산균 간편식 조혈 샐러드 소화 효소	배설 환 임파선 스틱	메디 푸드 A2 소화 효소	말초 순환 마사지 맞춤 스틱 해독차	메디 푸드 S 기초 체온 샐러드 프로바이오틱스	명상 긴장 완화 차
토	유산균 간편식 조혈 샐러드 소화 효소	배설 환 임파선 스틱	메디 푸드 2 소화 효소	말초 순환 마사지 맞춤 스틱 해독차	메디 푸드 B 기초 체온 샐러드 프로바이오틱스	명상 긴장 완화 차
일	유산균 간편식 조혈 샐러드 소화 효소	배설 환 임파선 스틱	메디 푸드 A2 소화 효소	말초 순환 마사지 맞춤 스틱 해독차	메디 푸드 S 기초 체온 샐러드 프로바이오틱스	명상 긴장 완화 차
참고	■ 개인별 프로그램 : 체온 상승 찜질방(자연 치유실), 풍욕(향기), 요가, 스파, 음악 감상 ■ 준비식 ■ 유산균 간편식(유산균 메디 푸드, 스파우트 파우치) ■ 메디 푸드 A1, A2, A3, B, S ■ 조혈 샐러드, 기초 체온 샐러드 ■ 소화 효소, 배설 환, 임파선 스틱, 개인별(증상별) 맞춤 스틱, 프로바이오틱스 ■ 긴장 완화 차, 해독 차 ■ 말초 순환 마사지 오일					

● 항암 · 면역 식단(표준)

식단	레시피	비고
유산균 메디 푸드(스파우트 파우치)	기본 곡물 (발아현미, 찰흑미, 율무, 마 등) 유산균 발효 천연물	
준비식	무밥 무나물무침, 배추절임, 연근조림, 발효김치, 소고기장조림 파인애플 1쪽, 사과 1쪽, 키위 1쪽	소화에 중점 영양 흡수
메디 푸드 A1	콩나물밥 씀바귀무침, 시금치무침, 검은콩두부 다시마효소	근육 강화 염증 수치 저하
메디 푸드 A2	양배추 무밥 양배추찜, 무나물 다시마효소	위장 기능 강화 소화력 향상
메디 푸드 A3	쑥갓밥 버섯류무침, 해조류무침 다시마효소	순환 기능 강화 면역력 증진
메디 푸드 B	홍미쑥밥 쑥갓무침, 셀러리생강조림, 유채싹샐러드 생강쑥차	기초 체온 상승 면역 강화
메디 푸드 S	현미톳밥 방울양배추조림, 브로콜리샐러드 은이버섯탕(중국 은이버섯 수프)	천연 점막 보호 배설 강화
조혈 샐러드	연근, 시금치, 부추, 사과	조혈 기능 강화 순환 강화
기초 체온 샐러드	구운마늘, 생강, 유채싹, 생쑥, 부추, 올리브오일	체온 상승 말초 순환
샐러드 소스 (드레싱)		

새싹의 항암 · 면역 효능

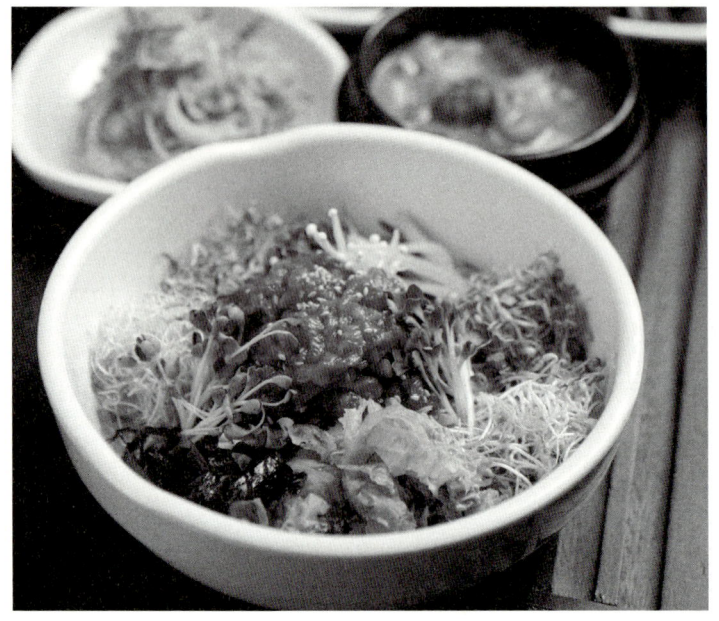

"새싹은 몇백만 년을 진화한
인간의 본능적, 원시적인 음식이다."

― 에드먼드 제캘리(헝가리 철학가 겸 자연식 실험가) ―

"싹을 틔우는 씨는 그야말로 영리한 단백질 저장고이다. 단백질이
우리 몸에서 잘 이용되도록 필요한 비타민과 미네랄도 같이 저장된다."

― 제프리 블랜드 박사(미국 Puget Sound 대학 생화학자) ―

새싹의 특징 및 장점

- **생명력이 강력한(biogenic) 식품**

싹은 씨앗 속의 생명이 단단한 씨앗 껍질과 땅을 뚫고 세상 밖으로 나올 수 있는 강력한 생명력을 지니고 있다.

이스라엘에서는 2,000년 전 대추야자 씨앗을 발굴해서 발아시키는 데 성공했다. 중국·일본에서도 2,000년 전 연꽃의 씨앗을 발굴해 발아시키는 데 성공했다. 2,000년의 세월을 버텨 단단한 껍질을 뚫고 나오는 싹은 바위도 뚫을 수 있는 강력한 생명력을 지니고 있다.

Biogenic 음식이란 심었을 때 새로운 생명을 탄생시킨다는 뜻으로 모든 씨앗, 곡물, 콩, 견과류는 biogenic하다. 이런 살아 있는 것들을 싹을 틔워서 먹으면 우리 몸속으로 강력한 생명 에너지가 전달된다. 새싹이 아닌 채소와 과일들도 몸에 유익하지만 새싹처럼 생명력이 강력하고 풍부하지는 않다.

새싹은 성장 호르몬이 풍부하며 위로 솟구쳐 올라오는 습성 때문에, 머리까지 기운을 끌어올려 준다. 기운이 올라가면 식욕도 좋아진다. 특히 싹의 쌉싸름한 맛, 새콤한 맛은 몸을 가볍게 하고 식욕을 돋워 준다.

- **자연치유·해독(解毒) 작용**

1993년 독일 막스 플랑크(Max Planck) 식품연구소의 발표로 전 세계가 발아 곡식에 주목하게 되었다. 곡물이 싹을 틔우면 원래 씨앗과는 다른 영양소들을 머금게 된다. 일례로 발아 현미는 비타민·아미노산·효소 등 몸에 유용한 성분들이 증가하는데, 이런 영양소들은 자연 치유력을 높이고 성인병을 예방하며 몸의 독소를 씻어 내는 작용을 한다.

먹은 것을 다 소화하지 못해 남은 찌꺼기나, 소화할 수 없는 이물질들이 체내에서 독으로 변해 질병을 일으킨다. 그런데 곡물의 싹을 섭취하게 되면 막힌 것을 뚫고 독소를 씻어 내어 내 몸을 리셋(reset)해 주는 것이다.

• 소화·순환 기능

싹의 뚫는 힘은 인체 내에서는 체한 것을 뚫어서 소화가 잘 되도록 도와준다. 가슴이 답답하고 막힌 것, 젖가슴이 막혀서 부은 것, 옆구리나 아랫배가 뭉친 것, 음식에 체한 것을 뚫어 주는 것이다. 혈관이 막힌 것과 종양도 뚫어 주는 효과가 있다.

보리길금(맥아), 조길금, 벼길금, 새싹나물, 콩나물, 숙주나물 등이 대표적이다. 길금이란 땅 속에 묻지 않고 싹을 낸 것을 말하는데, 길금은 모두 성질이 따뜻하고 소화가 안 된 것을 삭이는 효능이 있다.

• 영양이 풍부하고 흡수가 잘됨

새싹은 단백질, 비타민, 미네랄, 바이오 플라보노이드, DNA, RNA, 각종 효소(enzymes) 등이 농축되어 있다.

그리고 새싹은 어린 식물이기 때문에 얇은 세포막이 영양소를 보다 쉽게 배출하며 우리 몸에 흡수가 잘된다.

● 유기농 신선 식품, 직접 재배를 통한 심리적 치유 기능

새싹은 농약이나 해로운 첨가물이 없는 100% 자연 식품이다.

씨앗, 물, 빛만 있으면 새싹을 키울 수 있어 병원 자투리 공간이나 가정(아파트나 주택)에서도 재배가 가능하여 환우들이 직접 재배할 경우 심리적 치유 효과도 있다.

스마트 팜과의 계약재배를 통해 직접 배송을 받아 사용할 수 있으며, 가정에서 재배할 경우 보관·이동하는 시간이 없고 바로 따서 먹기 때문에 신선하다.

● 다양한 새싹 제품, 맞춤형 섭취 가능

다양한 채소들을 이용해서 다양한 음식을 즐길 수 있으며 특히 개인의 증상에 따른 맞춤형 섭취가 가능하다.

새싹의 암 예방 및 항암 효과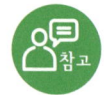

- **암 예방 : 새싹의 풍부한 효소 작용**

새싹을 비롯한 생음식에는 음식 효소가 풍부하다. 미국 에드먼드 하우웰 박사는 젊음이란 몸 안에 효소가 얼마나 많은가에 따라 판단할 수 있다고 하였다. 새싹에 있는 효소는 다른 음식들도 소화할 수 있게 도와주고 잘 배출시키는 역할을 통해 암 예방 효과도 있을 수 있다고 하였다.

- **항암(抗癌) 작용**

1978년 미국 텍사스대학 암(癌)센터에서 진행한 리서치에 따르면 숙주나물과 밀 싹이 발암 물질을 억제하고, 당근과 파슬리보다 더욱 강력한 항암 작용을 했다는 결과를 발표했다.

새싹 치유 활용 역사적 사례

● **5,000년 전부터 각종 질환 치유에 활용**

지금으로부터 5,000년 전인 BC3000년경부터 중국에서는 콩의 새싹을 즐겨 먹었다는 문서가 발견됐다. 당시 황제는 새싹의 효능을 의서에 기록하고 있다.

16세기 중국 명나라 말기에 이시진(1518~1593)이 26년에 걸쳐 완성한 본초강목(本草綱目)이라는 대표적인 의서에도 새싹의 효능들이 기록[36]되어 있다.

● **에너지 보충 장수 식품으로 사용**

130살까지 장수하는 사람들이 흔하다는 히말라야 훈자(Hunza)족의 경우 식량이 모자라는 겨울과 봄에는 새싹으로 에너지를 보충한다고 알려져 있다.[37]

---

36) 이시진은 『본초강목』에서 새싹의 효능을 다음과 같이 밝히고 있다. "보리길금, 벼길금, 조길금은 모두 쌀, 면, 과일 등의 체기를 풀어 준다." 우리가 식후에 보리길금으로 만든 단술을 마시는 것도 소화를 도와주기 때문이다.
37) 훈자인은 밀·수수 등의 곡물, 시금치·양상치·감자·토마토 등 야채, 콩·완두콩 등 콩류, 살구·사과·배·복숭아·매실 등 과일, 밀크·버터·요구르트·치즈 등의 유제품을 주로 먹는다고 한다. 약초를 요리에 넣어 먹고 포도로 만든 초나 행인유를 샐러드드레싱으로 사용한다. 보리와 콩을 섞은 가루로 '자파디'라고 하는 빵을 만들어 주식으로 하고 야채는 쪄서 즙을 내어 마신다.

- **괴혈병 치유에 사용**

18세기 서양의 선장들은 괴혈병으로 많은 선원들을 잃었다. 유명한 Captain James Cook(제임스 쿡) 선장은 선원들의 괴혈병을 콩 새싹을 데쳐서 만든 식품으로 완벽히 치료하였으며, 3년의 항해 동안 1명의 죽음도 없었다고 한다.

1940년 인도에서는 엄청난 식량난으로 수많은 사람들이 괴혈병으로 죽었는데 정부가 20만 명에게 일주일에 두 번 새싹 곡물을 나누어 주자 4개월 만에 괴혈병이 없어졌다고 한다.

새싹 효능

새싹	효능
브로콜리 싹	항암
순무 싹	체온 상승, 간 보호
무순	소화
배추 싹	변비 치료, 배설 강화
양배추 싹	세포 재생(노화 방지) 피부 · 세포막 면역력 강화
완두 싹	영양 밸런스, 췌장 활성화
메밀 싹	콜레스테롤 조절 염증 제거
알팔파 싹	항산화 작용
다채 싹	비타민 보충

자연치유에 집중한 '항암면역센터'
…차세대 솔루션 될까[38]

언론보도

○○○○○○ · 프뉴마, ○○○○항암면역센터 오픈 기념 세미나 개최
섭생과 심신케어로 면역력 자연적으로 끌어 올리는 새로운 시도
"여성을 위한 항암면역센터, 유병장수 시대에 효과적 솔루션 될 것"

국내 최대 법인형 산후조리원 기업 ○○○○○○는 바이오 헬스케어 전문회사인 프뉴마와 함께 항암 이후의 회복을 돕는 '○○○○항암면역센터'를 국내 최초로 설립하고, 이를 기념하기 위한 세미나를 19일 개최했다.

○○○○항암면역센터는 의학적 치료가 아닌 자연치유에 방점을 두고 보다 효과적으로 환자들이 항암 치료를 받음과 동시에 항암 치료로 인한 부작용을 해소하는 것을 목적으로 한다. 해당 센터는 여성 암 환자를 대상으로 한다.

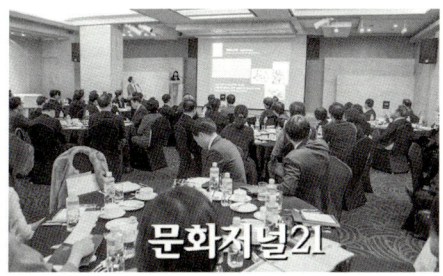

▲ 19일 오후 서울 쉐라톤 팔래스 호텔 그랜드볼룸 A홀에서 '○○○○항암면역센터' 오픈 기념 세미나가 열리고 있다. ⓒ 박영주 기자

---

38) 박영주, "자연치유에 집중한 '항암면역센터'…차세대 솔루션 될까", 문화저널21, 2018.11.19. http://www.mhj21.com/117634

서울 쉐라톤 팔래스 호텔 그랜드볼룸 A홀에서 개최된 이번 세미나는 농림축산식품부 과학기술위원장을 역임한 이귀재 교수와 법무법인 클라스 대표변호사인 남영찬 변호사, 분당서울대학교 병원 과장인 김병일 교수의 축사로 시작됐다.

이귀재 교수는 "사람이 세상을 살아가는 데 음식이 으뜸이고 약물이 다음이라고 한다. ○○○○항암면역센터의 운영철학과 가장 잘 어울리는 말이 아닐까 생각한다"며 "○○○○항암면역센터는 올바른 삶으로 이끄는 선택을 위한 길라잡이가 될 것"이라 말했다.

남영찬 변호사는 "현재 국내에는 항암 치료 이후 회복과정에서 고통 없는 회복 서비스를 제공하는 시스템이 거의 없다시피 한 상황"이라며 "○○○○항암면역센터가 이러한 공백을 잘 메꿔서 탁월한 서비스를 제공하고, 항암 치료 이후 삶을 위한 사회적 인프라로 자리하길 바란다"고 당부했다.

김병일 교수는 "최근 노인들이 많아지면서 노인성 암 질환이 많이 발생하고 있다. 암 환자가 항암 치료 후 가정으로 복귀하기 전 시스템을 만든다는 것은 굉장히 획기적인 것"이라며 "○○○○○○의 산후조리 노하우가 접목된다면 큰 시너지를 일으킬 것"이라 기대했다.

축사 뒤에는 ○○○○항암면역센터에 대한 소개 및 《자연섭리건강법》에 대한 설명이 이어졌다. ○○○○항암면역센터는 경기도 성남시 분당구에 들어서며, 항암 치료를 받은 이들이 치료 과정에서 떨어진 면역력을 '섭생'과 '심신케어'를 통해 자연적으로 끌어올리도록 돕는 것을 목적으로 한다. 현재 의학적 치료를 배제하고 자연치유에만 집중하는 항암면역센터는 ○○○○항암면역센터가 국내 최초다.

센터의 프로그램은 크게 △영양 △헬스케어 △스파 △힐링 프로그램으로 구성됐는데, 영양 프로그램은 개인 체질과 영양 상태·유병 현황에 따라 제공되는 맞춤형 영양 식단을 제공하는 데 초점을 맞추고 있다. 헬스케어 프로그램은 티(Tea)테라피나 건식 반신욕, 디톡스요가, 맞춤형 운동관리 등으로 구성돼 자연 치유력을 증진하고 체내 독소 배출을 촉진한다.

스파 프로그램은 와인스파나 아로마테라피, 두피힐링케어 등으로 혈액 순환을 촉진하고 바이러스 피부 질환 감염을 예방한다. 힐링 프로그램은 치유 음악으로 정신까지 치유하는 뮤직테라피와 아트 테라피, 명상 등으로 꾸려졌다.

여기에는 ㅇㅇㅇㅇㅇㅇ가 지난 15여 년간 산후조리원을 운영하며 쌓아온 각종 심신케어 프로그램을 비롯해 프뉴마의 《자연섭리건강법》이 접목됐다. 프뉴마는 '자연의 섭리에 따르는 것이 최선의 건강법'이라는 철학을 바탕으로 한 헬스케어 전문 기업이다.

《자연섭리건강법》은 프뉴마 이상철 회장이 창시한 것으로, 음식과 천연원료를 중심으로 건강을 개선하는 것을 골자로 한다. 《자연섭리건강법》은 환자의 체온을 유지시켜 주고 자체 면역력을 높이는 방식으로 환자들이 병원의 항암 치료를 제대로 받을 수 있도록 해 준다.

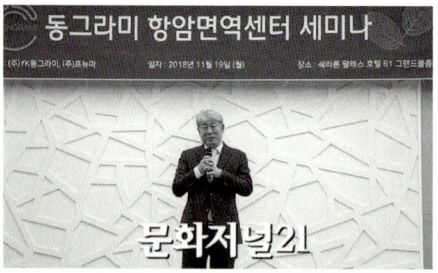

▲ 이상철 프뉴마 회장이 19일 오후 쉐라톤 팔래스 호텔에서 열린 ○○○○항암면역센터 세미나에서 참석자들의 질의에 답변하고 있다. ⓒ 박영주 기자

이상철 프뉴마 회장은 "암 환자들에게 중요한 것은 체하지 말고 어떻게 하면 음식을 잘 소화시키고, 기초체온을 따뜻하게 유지할 수 있는지. 그리고 항암 치료로 발생한 독소를 어떻게 배설하는지에 대해 집중해야 한다"며 "일단 여성 암을 중심으로 ○○○○○○와 손을 잡고 센터를 만든 것"이라 말했다.

이날 행사에서 김○○ ○○○○○○ 대표는 "더욱 건강하게 사는 것은 개인의 삶의 질을 높여 줄 뿐 아니라 대한민국 국민 전체의 후생을 높이는 길이기도 하다"며 "이번에 설립될 면역센터가 유병장수 시대에 효과적인 솔루션으로써 보다 편안하고 자연적인 건강 회복을 할 수 있는 기회가 되길 바란다"고 밝혔다.

한편, ○○○○○○는 업계 최초로 산후조리원에 과학을 도입해 '신생아실 최적화 자동관리 시스템'으로 특허를 취득하고 한국무역협회로부터 '서비스업 해외진출 성공사례 20선'에 선정되는 등 산후조리원 업계에서 새로운 지평을 열어 가고 있다. 최근에는 각종 시도를 통해 헬스케어 기업으로 거듭나겠다는 청사진을 밝히기도 했다.

문화저널21 박영주 기자

생활습관병
(生活習慣病)

**고지혈, 고혈압, 중풍(뇌졸중), 당뇨, 변비,
치질, 비만 다이어트, 불면증, 통풍**

생활습관병은 질병의 발생과 진행에 과식, 운동 부족, 과로와 스트레스, 흡연, 음주 등 잘못된 생활방식이 오랜기간에 걸쳐 심신의 습관화가 되어, 그 영향을 받는 질환군으로 비만, 고혈압, 당뇨병, 고지혈증, 동맥경화증, 협심증, 심근경색증, 뇌졸중, 알코올성 간질환, 퇴행성 관절염, 악성 종양 등이 이에 해당한다.

최근에는 감염성 질환 이외의 거의 모든 질환이 이에 해당한다고 하여 비감염성 질환(Non-communicable disease)이라고 부르기도 한다.

우리나라에서는 암, 뇌혈관 장애, 심장 질환 등 40세 이상의 성인에 잘 발병하는 병을 '성인병'이라 칭하여 왔는데 이러한 성인병이 대부분 생활습관과 관계가 있다는 것이 밝혀지게 되어 건강한 생활습관을 통해 병의 발생을 예방하는 데 중점을 두고 있다.

각론

고지혈(高脂血, hyperlipidemia)

● **개요**

대표적인 생활습관병(성인병) 중 하나로, 혈액 속에 지방 및 콜레스테롤이 많아지는 증상이다.

혈액 속에 지방이 필요 이상으로 많아 염증과 동맥경화성 질환을 일으킬 수 있는 위험이 높은 상태로 특히 고콜레스테롤 혈증은 고혈압 및 흡연과 함께 동맥경화[39]의 3대 위험 요인의 하나로 꼽히고 있다.

고지혈증이 있으면 동맥경화증 및 각종 심혈관 질환에 걸릴 확률이 높아지며, 혈액 속의 콜레스테롤이 높아지는 정도에 비례하여 심장 질환이 생길 위험도 높아진다.

● **《자연섭리건강법》에서 본 고지혈**

장에 열이 많을 경우 음식물로 섭취한 지방 성분이 녹아서 흡수하는

---

39) 동맥경화는 혈관에 주로 콜레스테롤이나 중성지방 등의 지방성 물질이 쌓여 혈관이 좁아지고 탄력성을 잃는 상태를 말하는데, 관상동맥이 좁아져 생기는 관상동맥 질환(협심증, 심근경색증 등), 뇌로 가는 혈관이 좁아져 생기는 뇌경색증 및 사지로 가는 혈관이 좁아지는 말초혈관 질환 등이 있다.

속도가 빨라지면서 혈액 내 지방이 증가(고지혈)하고 복부에 지방이 축적되고 고지혈로 인해 피가 끈적거리면서 고혈압으로 진행한다.

따라서 장이 차가워지면 지방 성분의 흡수가 잘 되지 않아 살이 찌지 않는다.

혈액 속에 들어 있는 지방질 세 가지

혈액 속 지방질은 중성 지방, 저밀도 지단백(LDL) 콜레스테롤, 고밀도 지단백(HDL) 콜레스테롤 등 세 종류로 나누어진다.

- 중성 지방 : 섭취한 과잉 에너지를 저장하기 위해 생성된 것으로 지방 세포에 저장되어 있다가 필요시에 방출되어 에너지원으로 사용.

- 저밀도 지단백(LDL) 콜레스테롤 : 혈관 벽에 쌓여 심혈관 질환과 뇌혈관 질환을 일으키는 동맥경화를 유발하는 나쁜 콜레스테롤.

- 고밀도 지단백(HDL) 콜레스테롤 : 혈관 벽에 쌓인 콜레스테롤을 간으로 운반하는 역할을 하므로 동맥경화 예방 등 좋은 콜레스테롤.

* 총콜레스테롤 : LDL + HDL + (중성지방 ÷5)

- **바른 생활습관**

 고지혈증은 대표적인 생활습관병으로 운동 부족, 지나친 음주와 흡연, 비만 등이 발병 요인이며 무엇보다 식습관에 의한 영향이 가장 크다.

 따라서 고지혈증을 예방하기 위해서는 고지방 고칼로리 음식의 섭취를 줄이고 채식 위주의 식단 등 식습관 개선 및 규칙적인 운동 등 바른 생활습관이 중요하다.

 바른 식사 : 현미 잡곡밥과 야채·나물 중심의 식단이 바람직하다. 감사하는 마음으로 음식물의 맛을 음미하면서 천천히 꼭꼭 씹어 먹어야 하고 소식(小食)하는 것이 좋다. 물은 따뜻하거나 미지근한 물을 마시되 식사 전후 1~2시간은 피하는 것이 좋다.

 바른 운동 : 윗몸 일으키기 등 복부 지방을 태우는 운동이 필요하다. 무리한 운동보다는 하루 30분 이상 가까운 숲이나 공원 등에서 가벼운 산책이나 걷기를 규칙적으로 하는 것이 좋다.

- **《자연섭리건강법》 치유**

 혈액 속 지방으로 인해 피가 끈적이고 속열이 발생하므로 지방을 분해하여 배설하고 피를 맑게 해 주어 독소를 제거.

장 열	박하, 대나무잎
속열 내림	여주, 고정차[40] (씀바귀, 고들빼기 등 뿌리로 된 쓴맛)
지방 분해	도라지, 더덕, 양파, 밀크시슬, 호박씨
간 속 피를 맑게 해 독소 제거	미나리, 콩나물, 우엉, 토마토[41]
배설(이뇨)	옥수수염, 늙은 호박, 생강껍질, 질경이씨, 호박씨 등 찬 씨앗[42]

이들 재료를 중탕하여 음용하거나 청으로 만들어 복용하면 고지혈증 치유에 도움이 된다.

복부 지방

장내 열을 내려야 복부 지방이 빠진다.
- 열을 내리는 것 : 씀바귀, 고들빼기
- 미나리 쑥갓 깻잎 취나물 등 향기 나는 채소가 순환 기능 강화

* 쑥 양파는 열을 올리는 식품

---

40) 속열을 내리고 지방 흡수 방지.
41) 토마토는 생으로 사용하는 것보다 열을 가하게 되면 효과가 좋다.
42) 딱딱하고 무겁고 냉한 성질의 씨앗은 이뇨제로 사용.

양파

양파는 생활습관병 성인병 예방에 좋은 식품으로 사랑받고 있으며 특히 지방관련 생활습관병 개선에 효능이 있는 것으로 알려져 있다.

양파는 혈액을 미끄럽게 하고 지방을 묽게 해서 배출하는 것으로 지방 분해 작용을 하는 것은 아니다.

양파는 열을 발생시켜 지방 흡수작용과 배출하는 역할을 동시에 수행해서 복부지방이 빠지는 데는 별 도움이 되지 않는다.

고혈압(高血壓)

• **개요**

고혈압은 발생 원인에 따라 1차성 고혈압과 2차성 고혈압으로 구분한다.

1차성 고혈압 : 우리나라 고혈압 환자는 대부분 1차성 고혈압이다.[43] 고혈압 유발 위험인자로는 음주, 흡연, 고령, 운동 부족, 비만 등의 요인과 스트레스 같은 심리적 요인이 있다.

2차성 고혈압 : 2차성 고혈압은 다른 질환이 원인이 되어 혈압이 높은 경우로 신장 질환이나 선천성 심장 질환 등 다양한 질환이 원인이 될 수 있다. 고혈압 환자의 5~10% 차지하며, 1차성 고혈압에 비해 갑자기 나타나고 혈압도 상대적으로 높다.

• **《자연섭리건강법》에서 본 고혈압**

고지혈 → 피가 끈적이고 속열이 발생 → 고혈압

장에 열이 많을 경우 음식물로 섭취한 지방 성분이 녹아서 흡수하는

---

43) 1차성 고혈압은 전체 고혈압 환자의 90% 이상을 차지.

속도가 빨라지면서 혈액 내 지방이 증가(고지혈)하고 이로 인해 속열이 발생하여 피가 덩어리져 끈적거리고 혈액 점도가 높아지면서 뒷목이 뻣뻣해지고 혈압이 오른다(고혈압).

고혈압은 그 자체가 병이 아니라 자기 치료 과정이기도 하다. 잘못된 식습관 등으로 인해 혈관 내벽에 기름기가 끼고 혈관의 탄력성이 떨어져 딱딱해지면 동맥경화증이 되는데, 이렇게 딱딱하고 좁아진 혈관 속으로 점도가 높은 혼탁한 피를 보내려면 심장과 혈관이 압력을 높일 수밖에 없는 것이다.

혈압을 높이지 않으면 전신의 세포에 산소와 영양을 공급할 수 없기 때문에 이런 악조건 속에서 온몸 구석구석까지 피를 잘 돌게 하려고 혈압을 높이는 것이다.

따라서 고혈압은 혈압이 올라간 것이 문제가 아니라 피가 탁해지고 혈관 통로가 좁아진 것이 근본적인 원인이므로 혈액 오염을 해결하면 자연히 혈압은 정상화된다.

그런데 혈압 강하제는 혈압이 오르는 현상을 관리하는 것으로 근본적인 원인을 치료하지 못한다. 피와 혈관 내벽의 오염이라는 근본 원인을 그냥 둔 채 혈압을 낮추는 약을 사용하면 전신에 피를 돌리고 있는 자기 치유 과정을 방해하게 된다.

피를 맑게 정화하는 원인 치료는 하지 않은 채 혈압 강하제만 쓰는 환자들에게서 뇌경색이 더 많이 발병하는 이유는, 지금 뻑뻑한 피를 머리 끝까지 보내려고 불가피하게 압력을 높이고 있는데 약을 써서 압력을 떨어뜨리니까 뇌혈관에 피가 잘 돌지 못하고 결국 피 찌꺼기가 쌓여 혈관이 막히게 되는 것이다.[44]

● 바른 생활습관

고혈압은 생활습관병으로 잘못된 식습관, 운동 부족, 지나친 음주와 흡연, 비만 등이 발병 요인이다. 따라서 통곡물과 야채 중심의 바른 식사와 규칙적인 운동, 충분한 휴식, 마음과 스트레스 관리가 중요하다.

바른 식사 : 현미 잡곡밥과 야채·나물 중심의 식단이 바람직하다. 감사하는 마음으로 음식물의 맛을 음미하면서 천천히 꼭꼭 씹어 먹어야 하고 소식(小食)하는 것이 좋다. 물은 따뜻하거나 미지근한 물을 마시되 식사 전후 1~2시간은 피하는 것이 좋다.

바른 운동 : 고지혈이 주요 원인이므로 윗몸 일으키기 등 복부 지방을 태우는 운동이 필요하다. 무리한 운동보다는 하루 30분 이상 가까운 숲이나 공원 등에서 가벼운 산책이나 걷기를 규칙적으로 하는 것이 좋다.

---

44) 전홍준, 『비우고 낮추면 반드시 낫는다』, 에디터, 2013, 25p.

바른 휴식 : 저녁 10시 이전에 잠자리에 들어 7시간 이상 충분한 수면을 취해야 한다. 자기 전에 족욕을 하면 숙면에 도움이 된다.

고혈압 환자의 경우 갑자기 화를 내게 되면 혈압이 올라서 혈관이 터져 중풍이 발생할 수 있으므로 주의해야 한다.

- **《자연섭리건강법》 치유**

고혈압이 문제가 아니라 고지혈로 혈관이 좁아져 있고 피가 끈적이는 게 문제인 것이다. 따라서 열을 내려 지방의 흡수를 줄이고 어혈·혈전을 녹여 피를 맑게 하고 혈관 내벽을 청소하여 통로를 넓혀 주고 혈관의 탄력성을 높여 튼튼하게 만들면 고혈압은 치유된다.

열 내림	오이, 미나리, 박하, 대나무잎, 씀바귀, 고들빼기, 메밀
피 덩어리 (어혈, 혈전) 녹임	거머리, 장미꽃, 홍화꽃, 연꽃
혈액 독소 분해	숙주나물
혈관벽 탄력 증가	콩나물, 팽이버섯, 흰국화꽃[45]
신경 안정[46]	상추 (굴껍데기, 전복껍질 등 무거운 칼슘제재)

* 우유 속 칼슘도 신경 안정으로 수면에 도움.
* 수면 유도제 : 우유에 통밀·대추 엑기스를 넣어서 음용.

이들 재료를 중탕하여 음용하거나 청으로 만들어 복용하면 고지혈증 치유에 도움이 된다.

---

[45] 고혈압성 두통 치료에도 효과.
[46] 고혈압의 경우 화를 잘 내므로 신경 안정이 필요.

각론

뇌졸중(腦卒中), 중풍(中風)

● 개요

뇌졸중(腦卒中)[47]은 뇌의 혈관이 터지거나 막혀 뇌세포가 죽어 제 기능을 하지 못하는 질환으로, 동맥경화로 좁아진 혈관이 막히는 뇌경색과 약해진 혈관이 높은 혈압을 견디지 못하고 터지는 뇌출혈로 나뉜다.

뇌혈관이 터지거나 막혀서 산소와 혈액이 제대로 공급되지 않으면 뇌는 큰 손상을 입게 되고 손상된 뇌세포가 담당하는 신체 부위에 마비 등 기능 장애가 오게 되는데 반신 마비, 감각·언어·발음·시력 장애, 두통·어지럼증, 의식 장애, 치매[48] 등의 증상이 나타난다.

지적 능력과 운동 능력이 떨어지고 감정 조절이 되지 않아 작은 일에도 웃거나 우는 등의 증상을 보인다.

뇌졸중을 일으키는 위험 인자로는 고혈압, 고지혈, 당뇨, 심장 질환

---

47) 한의학계에서는 뇌졸중을 '중풍(中風)'이라고 지칭하는데, 한의학에서 말하는 '중풍'에는 서양의학에서 '뇌졸중'으로 분류하지 않는 질환도 포함하고 있어 '뇌졸중'과 '중풍'은 구분하여 사용하는 것이 바람직하다.
48) 치매는 반복적인 뇌졸중으로 인해 뇌세포가 심한 손상을 입게 됨에 따라 뇌의 기능 장애를 일으켜 나타나게 된다.

및 스트레스, 비만, 흡연, 과음 등 다양한데, 고혈압, 고지혈, 당뇨, 비만 등과 동반해 나타나는 경우가 많다.

뇌졸중 환자는 치료를 하더라도 뇌혈관이 약해져 있는 상태이기 때문에 재발 위험이 높아 주의해야 한다.

● 《자연섭리건강법》에서 본 뇌졸중

심장에 열 발생 → 열이 위로 올라감 → 뒷목이 뻣뻣해짐 → 중풍(뇌졸중)

뇌의 혈관 벽이 터져 피가 밖으로 유출되면서 혈관 밖의 신경에 피가 덮여서 마비가 발생하는 것이다.

고혈압 환자의 경우 갑자기 화를 내게 되면 혈압이 올라서 혈관이 터져 중풍이 발생한다.

● 바른 생활습관

뇌졸중은 발병하면 치명적인 후유증이 따르므로 예방이 최선인바 뇌혈관을 약하게 만드는 고혈압과 동맥경화, 변비 관리가 중요하다.

뇌졸중을 예방하기 위해서는 통곡물과 야채 중심의 바른 식사와 규칙적인 운동, 충분한 휴식, 금주와 금연이 필요하다. 그리고 스트레스는 혈압을 높게 해 뇌혈관 출혈을 일으킬 수 있으므로 과도한 스트레스를 받지 않도록 한다.

바른 식사 : 현미 잡곡밥과 야채 나물 중심의 식단이 바람직하다. 감사하는 마음으로 음식물을 맛을 음미하면서 천천히 씹어 먹어야 한다. 물은 따뜻하거나 미지근한 물을 마시되 식사 전후 1시간은 피하는 것이 좋다.

바른 운동 : 바른 식사와 더불어 운동을 병행한다면 뇌졸중 예방에 도움이 된다. 꾸준한 운동은 비만을 방지하고 혈액 순환을 원활하게 함으로써 고혈압이나 당뇨 치유에 도움이 된다. 무리한 운동보다는 하루 30분 이상 가까운 숲이나 공원 등에서 가벼운 산책이나 걷기를 규칙적으로 하는 것이 좋다. 가능하면 햇볕을 쬐면서 천천히 걷되 걷기 명상이나 감사·축복의 산책 명상을 겸하면 좋다.

바른 습관 : 저녁 10시 이전에 잠자리에 들어 7시간 이상 충분한 수면을 취해야 한다. 자기 전에 가볍게 족욕을 하면 숙면에 도움이 된다. 뇌졸중을 예방하기 위해서는 체온을 보호하는 것이 매우 중요하다. 특히 추운 겨울날 외출할 때에는 따뜻하게 챙겨 입고 나가야 한다.

- **《자연섭리건강법》치유**

뇌졸중은 발병하면 치명적인 후유증이 따르므로 예방이 최선인바 뇌의 혈압을 내리고 혈액을 맑게 하고 혈관 벽을 깨끗하게 청소하고 변비를 다스려야 한다.

뇌 혈압을 내림	하제(배변) 햄프씨드 * 민간에서는 피마자기름[49]을 사용.
혈관 순환 기능 활성화	솔잎, 쑥갓, 파슬리
피 덩어리 (어혈, 혈전) 녹임	거머리, 아몬드, 장미꽃, 홍화꽃, 연꽃
혈관 내 점액질 공급	팽이버섯, 낫토

이들 재료를 중탕하여 음용하거나 청으로 만들어 복용하면 뇌졸중 예방 및 치유에 도움이 된다.

---

49) 피마자기름의 경우 효과가 탁월하나 식품으로 사용 불가.

뇌졸중 발생 시 대응 :
신속한 처치 → 후유증 최소화

뇌경색으로 혈관이 막힌 뇌졸중 환자일 경우 정맥으로 3시간 이내, 일부 환자는 6시간 안에 뇌동맥에 직접 피딱지를 녹이는 혈전 용해제를 투입하면 막힌 혈관이 뚫리면서 뇌혈관이 되살아나는 효과를 볼 수 있다.

중요한 것은 시간이다. 뇌졸중으로 쓰러진 환자는 뇌세포의 손상을 줄이기 위해 3시간 이내에 병원으로 옮겨야 한다. 그 이상 시간이 지나면 뇌세포가 치명적인 손상을 입어 위험해지기 때문이다.

구조요원을 기다리는 동안에는 환자를 편안하게 눕힌 다음 먼저 입속에 공기의 흐름을 방해하는 이물질이 있는지 확인해서 제거해야 한다. 그 다음에 베개나 포갠 수건을 이용해서 환자의 어깨 밑에 넣어 주도록 한다. 이렇게 하면 목이 일직선이 되면서 머리가 뒤로 젖혀지고 충분한 기도 공간을 확보, 호흡을 통해 산소가 뇌로 공급되어 뇌손상을 최소화할 수 있다.

뇌졸중 발생 시 응급 처치 : 손끝 발끝 따기[50]

어지럼증이나 의식을 잃고 쓰러지는 등 뇌경색을 의심할 만한 증세를 보이면 즉시 모든 손가락과 발가락 끝을 따고 피 짜기를 하는 등의 응급 처치가 큰 도움이 될 수 있다. 구급차를 기다리는 동안에 이 조치를 취해 주는 것이 좋다.

손끝과 발끝 따기는 아무런 부작용이나 위험성이 없으므로 안심하고 사혈 침이나 바늘로 찔러서 피를 짠다. 피가 많이 나올 때까지 어깨와 팔, 다리를 훑어 내리면서 피 짜기를 해 주면 전신에 피를 고루 순환시키는 데 도움이 된다.

인체는 응급 상황이 일어나면 뇌, 심장, 콩팥과 같은 주요 기관에 피가 집중적으로 몰리는 경향이 있다. 이때 모세혈관이 많이 분포되어 있는 사지에 피가 잘 돌도록 손끝과 발끝을 따 주면 고혈압이나 저혈압 상태를 개선시키고 위급한 상황을 예방하는 효과가 있다.

---

50) 전홍준, 『비우고 낮추면 반드시 낫는다』, 에디터, 2013, 282p.

각론

당뇨(糖尿)

● 개요

당뇨병은 혈중 포도당 농도가 높아지는 고혈당으로 인해 여러 증상 및 징후를 일으키고 소변으로 포도당을 배출하는 대사성 질환이다.

당뇨병은 제1형과 제2형으로 구분되는데, 제1형 당뇨병[51]은 인슐린을 생산하지 못하는 것이 원인이 되어 발생하는 질환이다. 제2형 당뇨병은 충분한 양의 인슐린이 분비되지 않거나 인슐린 저항성(insulin resistance)[52]으로 인해 생기는데 국내 당뇨환자의 대부분을 차지한다.

제2형 당뇨는 식생활의 서구화에 따른 고열량, 고지방, 고단백의 식단, 운동 부족, 스트레스 등 환경적인 요인에 의한 경우가 많아 바른 생활습관이 중요하다.

혈당이 올라가면 갈증이 나서 물을 많이 마시게 되고, 소변량이 늘어 화장실을 자주 가게 되고 체중이 빠지게 된다.

---

51) 소아에게 발생하여 이전에는 '소아 당뇨병'이라고 불렸음.
52) 혈당을 낮추는 인슐린 기능이 떨어져 세포가 포도당을 효과적으로 연소하지 못하는 것.

고혈당 상태가 오래 지속되면 신기능 장애, 저림·통증 등 합병증이 발생하고, 심혈관계 질환의 위험이 높아지게 된다.

● 《자연섭리건강법》에서 본 당뇨병

음식을 많이 먹어서 칼로리가 높으면 췌장이 뜨거워져서 일을 안 하는 것이 당뇨 증상으로 나타난다.

혼탁한 핏속의 과잉 영양분이나 중간 대사산물이 분해되고 대사되지 못한 채 축적되면 대사를 맡고 있는 기관들, 특히 인슐린을 분비하는 췌장 같은 기관이 과로로 지쳐 대사 능력이 떨어지게 된다. 이럴 경우 어쩔 수 없이 당분과 같은 과잉 영양분을 밖으로 배설시켜야만 하는데, 이것이 당뇨이다.

● 바른 생활습관

당뇨는 생활습관병으로 칼로리가 높은 음식의 과다 섭취 등 잘못된 식습관, 운동 부족, 지나친 음주와 흡연, 비만 등이 발병 요인이다.

따라서 열량이 낮은 통곡물과 야채 중심의 바른 식사와 규칙적인 운동, 충분한 휴식, 마음과 스트레스 관리가 중요하다.

바른 식사 : 쌀은 열량이 높아 서늘하고 열량이 낮은 식품인 보리를

먹는 것이 좋다. 술도 열량이 높아 금주해야 한다. 잡곡밥과 야채·나물 중심의 식단이 바람직하다. 감사하는 마음으로 음식물의 맛을 음미하면서 천천히 꼭꼭 씹어 먹어야 하고 소식(小食)하는 것이 좋다. 물은 따뜻하거나 미지근한 물을 마시되 식사 전후 1~2시간은 피하는 것이 좋다.

바른 운동 : 많이 걸으면 열량을 소모해서 당뇨 치유에 도움이 된다. 하루 1시간 이상 가까운 숲이나 공원 등에서 가벼운 산책이나 걷기를 규칙적으로 하는 것이 좋다.

바른 휴식 : 저녁 10시 이전에 잠자리에 들어 7시간 이상 충분한 수면을 취해야 한다. 자기 전에 족욕을 하면 숙면에 도움이 된다.

● 《자연섭리건강법》 치유

인슐린은 열을 내려 췌장이 정상적으로 일을 하게 하는 것이 중요하다. 췌장이 일(운동)을 하면 당화 혈색소가 떨어지고 당뇨가 개선된다.

췌장 열 내리기	여주, 고정차, 대나무잎 등 쓴맛
췌장 운동 활성화	쑥갓, 곰취, 취나물, 미나리, 깻잎, 뽕잎 등 향기 나는 채소[53]
췌장 근육 활성화	방풍나물

이들 재료를 중탕하여 음용하거나 청으로 만들어 복용하면 당뇨병 예방 및 치유에 도움이 된다.

---

53) 잎 끝이 뾰족한 채소는 향기가 강하다.

각론

변비(便祕)

● **개요**

변비는 배변이 힘들거나 3~4일에 1회 미만 등 배변 횟수가 적은 경우를 말한다. 잘못된 식습관 등으로 인해 변비 인구는 증가하고 있으며 나이가 들수록 증가하며 남자보다 여자에게 흔하게 발생한다.[54]

나이가 들수록 변비가 증가하는 것은 신체 노화로 인한 것이다. 노화로 활동이 줄어들고 장 기능이 저하되면서 변을 밀어내는 기능이 떨어지게 된다.

장 건강이 나빠지면 면역력에 문제가 생긴다. 소화되지 못한 음식물이 장에 쌓여 독소가 발생하고 염증을 유발한다. 염증이 제대로 낫지 않고 반복된다면 만성 염증이나 암으로 진행될 수도 있어 주의해야 한다.

● **《자연섭리건강법》에서 본 변비**

두 종류의 변비가 있는데 ① 장내에 열이 많은 상태일 경우 수분을 과

---

54) 한국인 10명 중 3명은 배변 문제로 어려움을 겪고 있다. 2016년 〈국민건강보험공단〉 발표에 따르면 70대 이상 고령 인구 중 약 17만 명이 변비에 시달리고 있으며, 최근 5년 새 40대 이상 변비 환자도 13% 증가했다.

다 흡수 → 장이 무력해져서 연동 운동이 느려지는 변비와 ② 장 근육이 냉(冷)할 경우 연동 운동 저하 → 장이 안 움직이는 변비 증상[55]으로 나눌 수 있다.

● **바른 생활습관**

미국 신경생리학자 마이클 거슨은 장을 '제2의 뇌'라 칭했다. 행복 호르몬이라 부르는 세로토닌의 95%가 장에서 생성되며, 면역 세포의 70%가 장에 모여 있어 장 건강이 면역력을 좌우하는 가장 중요한 관건이다.

건강한 장을 유지하려면 식이 섬유가 풍부한 나물과 미역·다시마 등 해조류, 그리고 물을 충분히 섭취해야 한다. 특히 아침 기상 직후 공복에 따뜻한 물을 마시면 좋다.[56]

그리고 몸 상태를 고려하여 매일 30~90분 정도 산책을 하거나 가볍게 운동하는 것을 생활화해야 하며 규칙적이고 바른 자세로 배변하는 습관을 유지해야 한다.

생활습관을 고치는 것과 더불어 배변 활동을 도와주는 식품 섭취도

---

55) 변이 찔끔찔끔 나오는 것을 말한다.
56) 뜨거운 물을 먼저 붓고 차가운 물을 부어 만든 음양탕이 좋다.

도움이 된다. 대장이 수분을 과도하게 흡수하면 변이 딱딱해져 변비가 되는데 알로에 성분이 대장의 수분 흡수를 줄이고 대장 운동을 활성화하여 원활한 배변에 도움을 준다. 그러나 알로에는 속을 차게 하므로 장기간 사용하는 것은 좋지 않다.

● 《자연섭리건강법》 치유

장내에 열이 많아서 생기는 변비와 냉(冷)할 경우 생기는 변비에 대한 치유는 다르다.

열이 많은 경우	
장내 수분 공급	돌나물, 알로에
장내 활액 공급	다시마

냉한 경우	
장을 따뜻하게	생강, 귤껍질
장 근육 활성화	칡뿌리

* 차전자피 : 차전자피는 열과 상관없이 공통적으로 사용할 수 있는데 수분을 흡수해서 밀어내는 작용을 통해 변비 증상은 개선되나 근본적인 치유는 아니어서 보조제로 사용하는 것이 좋다.

이들 재료를 중탕하여 음용하거나 청으로 만들어 복용하면 변비 예방 및 개선에 도움이 된다.

각론

치질(痔疾), 치핵(痔核)

- **개요**

치질(의학 용어는 치핵, hemorrhoid)은 항문 주변의 혈관과 결합 조직이 덩어리를 이루어 돌출되거나 출혈이 되는 현상이다.

항문관 내에는 배변 시 충격 완화를 위해 혈관과 결합 조직이 모인 점막하 근육으로 불리는 쿠션이 있어 항문 압력을 일정 부분 담당하고, 항문관을 닫는 마개 구실을 한다.

반복되는 배변과 힘주어 변을 보는 습관 등으로 인해 생긴 복압과 단단한 변 덩어리 등이 쿠션을 압박하여 밖으로 돌출되는 것이 치질이다.

- **《자연섭리건강법》에서 본 치질**

변비가 치질의 주요 원인으로, 배변 시 힘을 주게 되면 피가 몰리면서 항문 괄약근 주변 혈관이 확장하고 여기에 혈액이 고이게 되면서 치질이 발생하게 된다.

배변 시 붉은 피가 나오면 치질, 시커먼 피가 나오면 장출혈일 가능성이 높다.

● **바른 생활습관**

변비, 섬유질이 부족한 식사, 화장실에 오래 앉아 있거나 힘주어 변을 보는 습관 등이 원인이므로 바른 식사와 바른 운동 등 생활습관을 개선해야 한다.

섬유질을 많이 섭취하고 배변 시 지나치게 힘을 주는 습관을 고쳐야 한다. 따뜻한 물에서 좌욕하는 것도 도움이 된다.

바른 식사 : 섬유질이 풍부한 현미 잡곡밥과 야채 · 나물 중심의 식단이 바람직하다. 감사하는 마음으로 음식물의 맛을 음미하면서 천천히 꼭꼭 씹어 먹어야 하고 소식(小食)하는 것이 좋다. 물은 따뜻하거나 미지근한 물을 마시되 식사 전후 1~2시간은 피하는 것이 좋다.

● **《자연섭리건강법》 치유**

항문 주위 혈관의 탄력을 높이고 혈액의 어혈을 푸는 것이 치유의 핵심이다. 그리고 변비가 주요 원인이므로 변비 처방과 함께 사용하면 좋다.

바르는 약(연고)[57]이 효과가 빠르다.

연고(약재)	
염증 제거	인동꽃, 우엉씨, 도라지
어혈 제거	목단꽃 뿌리, 홍화꽃
혈관 탄력	모과, 구기자 뿌리

* 황납(벌집, 밀랍, 프로폴리스)을 녹여서 참기름과 약재 엑기스를 혼합하여 연고를 만들어 해당 부위에 바른다.

복용	
괄약근 탄력 개선	모과, 밤, 도토리
어혈 제거	장미꽃, 홍화꽃
변비 개선	미역줄기(점액질), 아몬드
근육 강화	콩나물, 칡뿌리

이들 재료를 중탕하여 음용하거나 청으로 만들어 복용하면 치질 예방 및 개선에 도움이 된다.

---

57) 현대의학에서는 진통·소염제 연고, 좌약 등 사용.

각론

비만(肥滿)과 다이어트

● 개요

체내에 지방 조직이 과다한 상태를 비만이라고 한다. 체중은 많이 나가지만 근육량이 증가해 있고 지방량이 많지 않은 경우는 비만으로 부르지 않는다.

에너지 소비량에 비해 영양소를 과다 섭취할 경우 비만이 유발된다. 특히 칼로리가 높은 식품을 섭취하고 운동량이 부족한 현대의 생활환경이 비만의 증가를 초래하고 있다.

● 《자연섭리건강법》에서 본 비만

장에 열이 많을 경우 빨리 영양을 분해해서 흡수함으로써 변비와 비만이 발생한다.

* 배, 엉덩이, 어깨, 다리 등에 영양 저장.

따라서 장을 차게 하면 살이 빠지나 설사 등 부작용이 커서 바람직하지 않다. 그리고 복부가 냉해지면 소화가 잘 되지 않아 음식을 조금 먹거나 거부하게 되어 단명(短命)하게 된다.

- **바른 생활습관**

다이어트를 위해서는 소식(小食)하는 식습관과 적절한 운동이 최선의 방법이다.

바른 식사 : 섬유질이 풍부한 현미 잡곡밥과 야채·나물 중심의 식단이 바람직하다. 감사하는 마음으로 음식물의 맛을 음미하면서 천천히 꼭꼭 씹어 먹어야 하고 소식(小食)하는 것이 좋다. 물은 따뜻하거나 미지근한 물을 마시되 식사 전후 1~2시간은 피하는 것이 좋다.

바른 운동 : 무리한 운동보다는 하루 30분 이상 가까운 숲이나 공원 등에서 가벼운 산책, 걷기를 규칙적으로 하는 것이 좋다.

- **《자연섭리건강법》 치유**

장에 열이 많은 것이 변비와 비만의 원인이지만, 장을 차게 하면 살이 빠지는 대신 설사 소화 기능 저하 등 부작용이 커서 바람직하지 않다.

수많은 다이어트용 보조 식품과 프로그램 등이 존재하지만 소식(小食)하는 식습관과 적절한 운동이 최선의 방법이다.

장을 차게 하는 음식	오이, 참외, 메론 * 단맛을 긁어내고 섭취한다.
몸을 차게 하는 음식	박하, 대나무잎, 씀바귀

    이들 재료를 중탕하여 음용하거나 청 혹은 곤약 젤리로 만들어 복용하면 다이어트에 도움이 된다.

각론

불면증(不眠症)

• **개요**

불면증(수면 장애)은 잠들기가 어려운 입면 장애, 잠은 들지만 자는 도중 자주 깨거나 너무 일찍 잠에서 깨어나는 수면 유지 장애, 새벽에 일찍 깨서 잠이 오지 않거나 자고 일어나도 피곤한 비회복 수면 등을 말한다.

밤에 충분히 자지 못하면 수면 부족으로 낮 동안 졸음, 피로감, 의욕 상실 등을 초래해 일상생활에 지장을 주고, 삶의 질을 떨어뜨린다.

불면증이 생기는 원인은 정신적 불안, 스트레스, 불규칙한 수면 습관, 과도한 낮잠 등 다양하다. 커피와 수면제, 각성제, 항우울제 등 약물이나 과음 등도 원인이다. 불면증은 잠자는 시간이나 습관이 불규칙한 사람에게 생기며, 환경 변화와 심리적인 스트레스를 겪으면서 증상이 악화된다.

• **《자연섭리건강법》에서 본 불면증**

생각 고민 스트레스 등으로 뇌가 과도하게 작동하면서 뇌의 신경 세포들이 산소를 과다 소모하게 되면 → 산소 공급을 위해 심장 과다 작동 및 혈관이 팽창하면서 → 신경 세포를 자극하게 된다.

뇌신경과 심장 신경이 동시에 과다하게 작동하면서 교감신경의 흥분으로 신경과민, 불면증이 초래된다.

● **바른 생활습관**

불면증을 예방하기 위해서는 자연의 리듬에 따른 수면, 즉 해가 지면 2시간 이내에 자고 해가 뜨면 일어나는 것이 최선의 방법이다. 그리고 규칙적인 생활과 바른 식습관, 운동 등 건강한 수면 습관을 유지하는 것이 중요하다.

잠자리에 들기 30분 전부터는 준비를 해야 한다. 컴퓨터 모니터나 스마트폰 화면의 불빛은 수면을 유도하는 호르몬 멜라토닌의 분비를 억제해 숙면을 방해하기 때문에 밤에는 사용을 자제해야 한다.

잠자리에 들기 전에 10분 정도 몸을 이완하고 천천히 호흡하면서 정리 명상을 하면 숙면에 도움이 된다.

규칙적으로 운동을 하고 저녁 늦은 시간에는 운동을 하지 않는 것이 좋다. 저녁 시간대의 과격한 운동은 잠들기까지의 시간을 길게 하므로 피해야 한다.

잠자리에 들기 전 따뜻한 샤워는 수면에 도움을 준다. 몸을 따뜻하게 할 경우 깊은 잠을 자는 시간이 늘어날 수 있다. 족욕을 하면 발 혈관이 확장하면서 피가 아래로 내려와 불면증 해소에 도움이 된다.

커피, 차 등 카페인은 오후 5시 이후에는 섭취하지 않는다. 술은 수면을 유도하는 효과가 있지만, 숙면을 방해하여 자주 깨게 하고 깊이 잠들지 못하게 한다.

불면증으로 일상생활에 지장이 있을 경우 20~30분 정도의 짧은 낮잠은 도움이 될 수 있다. 그러나 지나친 낮잠은 밤에 숙면을 취하지 못하게 하여 다시 낮의 졸음을 유발하는 등 악순환으로 불면증이 심해질 수 있으므로 낮잠보다는 가벼운 산책이나 운동을 하는 것이 좋다.

● 《자연섭리건강법》 치유

뇌신경과 심장 신경이 동시에 과다하게 작동하면서 불면증이 초래되므로 뇌신경과 심장 신경을 안정화시키면 불면증이 치유된다.

뇌신경 작동 감소	모려분(굴껍데기) 등 칼슘 제재[58]
심장 신경 작동 감소	통밀, 보리, 대추 등 * 심장열 내리고 근육을 풀어 줌

이들 재료를 중탕하여 음용하거나 청[59]으로 만들어 복용하면 불면증 개선에 도움이 된다.

---

58) 뇌를 빈혈 상태로 만들기.
59) 꿀+알로에+우유 칼슘, 대추, 상추 진액, 밀 추출물 등.

간(脂)

지방간
간염
간경화(간경변증)
간암

간(肝)은 인체에서 가장 큰 장기로 피를 저장하는 창고[60]이자 인체의 가장 큰 화학 공장으로 담즙과 수천 가지의 효소를 생산하고 콜레스테롤 처리, 근육에 필요한 에너지 저장, 호르몬 조절, 술을 포함한 독소 해독 등 다양한 작용을 수행한다.

---

[60] 위장에서 영양분을 흡수한 피는 거의 모두 간으로 흘러들어간다.

각론

지방간(脂肪肝)

● 개요

정상 간(肝)의 경우 지방 비율이 5% 정도인데, 이보다 많은 지방이 축적된 상태를 지방간이라고 한다. 최근 영양상태가 좋아지고 성인병이 늘어감에 따라 지방간 환자가 늘어나는 추세에 있다.

지방간은 간 내 과도한 지방(주로 중성 지방)이 쌓여서 발생하는데 ① 음주로 인한 알코올 지방간 ② 비만·당뇨·고지혈증 등과 연관되어 발생되는 비알코올 지방간 ③ 기타 지방간으로 구분할 수 있다.

지방간은 지방간염, 간경변증(간경화), 간암으로 진행될 수 있고, 대사증후군(비만, 당뇨, 고지혈증)에 의한 지방간은 심혈관계 질환으로 사망하는 경우가 많아 적정한 치료와 더불어 바른 운동과 바른 식습관 등 생활습관을 바꾸는 것이 중요하다.

● 《자연섭리건강법》에서 본 지방간

지방 흡수 → 지방간 → 지방 혈관 축적

장내 열이 높을 경우 지방 흡수가 많아져 복부 비만이 발생하며, 간에 지방이 축적될 경우 지방간, 혈관에 지방이 축적되면 고지혈이 된다.

● **바른 생활습관**

바른 식사와 바른 운동, 금연(禁煙) 및 금주(禁酒) 등 건강한 생활습관 유지가 지방간을 예방하고 치료하는 최선의 방법이다.

간은 해독 기능을 담당하고 있는 기관이므로 전신의 피의 독이 제거되어야 간의 부담이 줄어들고 따라서 간 기능도 회복된다. 따라서 간만 치료해서는 지방간·만성 간염 등 만성적인 간 질환이 해결되지 않는다.

만성 간 질환자의 경우 통곡물과 신선한 야채 위주로 식사를 하되 천천히 씹어 먹는 습관을 들여야 하며, 낮에 30분 이상 햇볕을 쬐면서 가벼운 산책을 즐기고 일찍 잠자리에 들어 충분한 휴식을 해야 한다.

● **《자연섭리건강법》 치유**

지방 분해 배출을 통해 고지혈·심장병(협심증) 등 개선, 다이어트 효과.

장내 열을 내려서 지방 흡수를 줄이는 한편 혈관 벽과 혈액 내 지방을 분해·배출하는 것이 중요하다.

장내 열 내림	미나리, 대나무잎
조혈 기능 강화, 혈액을 맑게	비트(순무, 콜라비)
혈액 내 지방 분해	수세미 * 그릇 기름때 제거에 수세미(지방 분해 효소) 사용
혈관 벽 지방 분해	도라지(사포닌)
혈액 내 지방 흡수 → 배설(변)	느타리버섯, 호박잎 * 호박잎으로 지방 제거
배설(오줌)	옥수수염(이뇨제)
간 기능 활성화	콩나물
간 열 내림	미나리

평소에 이런 식품들을 즐겨 먹고, 이들 재료를 중탕하여 음용하거나 청으로 만들어 복용하면 지방간을 예방하고 치유할 수 있다.

각론

간염(肝炎)

• 개요

바이러스, 알코올 등의 원인에 의해 간에 염증이 생긴 것으로 중증도와 기간에 따라 급성 간염, 전격 간염, 지속성 간염, 만성 간염 등으로 분류한다.

급성 간염은 간염 바이러스 등의 증식으로 간세포가 파괴되어 간 기능이 급격히 저하한다. 전격 간염은 급성 간염보다 더 급격한 간세포의 파괴를 수반하여 의식 장애, 간 부전을 일으킨다. 만성 간염은 염증이 완화되지 않고 6개월 이상 지속되는 상태로 자각 증세가 없다.

우리나라에서는 만성 간염의 90% 이상이 B형 간염 바이러스와 C형 간염 바이러스에 유래하고 있고, 간암의 90% 이상은 이들 바이러스와 관련이 있다.

B형 간염

B형 간염 바이러스에 감염되어 발생하는데 빠른 속도로 생명을 위협하고, 간의 염증을 일으킬 수도 있지만 대부분 서서히 진행한다. 만성 B

형 간염은 6개월 이상 염증과 괴사가 지속되는 경우로 아무 증상을 느끼지 못하는 경우에도 염증으로 인해 간에 손상을 일으키는데 간염, 간섬유화, 간경화를 거쳐 간암으로 진행한다.

C형 간염

급성 환자의 약 80~90% 환자가 만성화되며, 만성 C형 간염의 20%가 간경화로 진행된다. B형 간염에 비해 서서히 진행하는 경우가 많아 고령 환자에게서 많이 발견된다.

● 《자연섭리건강법》에서 본 간염

간염은 음주나 당분의 과다 섭취, 혹은 독소·균·스트레스 등으로 간(肝)에 열이 발생하면서 염증으로 진행된 상태이다.

● 바른 생활습관

간은 해독 기능을 담당하고 있는 기관이므로 전신의 피의 독이 제거되어야 간의 부담이 줄어들고 간 기능도 회복된다. 따라서 간만 치료해서는 지방간·만성 간염 등 간 질환이 해결되지 않는다.

손 씻기는 간염을 예방하는 기본적인 생활습관이며 바른 운동과 바른 음식 섭취가 중요하다. 간 질환은 과로 스트레스 등과 밀접한 관련이 있으므로 충분한 휴식이 필요하다.

만성 간 질환자의 경우 통곡물과 신선한 야채 위주로 식사를 하되 천천히 씹어 먹는 습관을 들여야 하며, 낮에 30분 이상 햇볕을 쬐면서 가벼운 산책을 즐기고 일찍 잠자리에 들어 충분한 휴식을 해야 한다.

B형 간염을 예방하는 간편한 방법은 예방 접종이다. C형 간염은 예방 접종이 없어 감염된 혈액에 노출되지 않도록 하는 것이 유일한 예방법이다.

● 《자연섭리건강법》 치유

간염은 간(肝)에 열이 발생하면서 염증으로 진행된 것인 만큼 간의 열을 내리고 염증을 제거하는 음식을 통해 이를 치유할 수 있다.

수분 공급으로 간 열 내리기	돌나물, 매실(신맛)
수분을 가두는 역할	콩나물, 미나리
염증 제거	엉겅퀴, 인동꽃
굳어짐 개선	탱자, 금감
배설(이뇨)	옥수수염, 늙은 호박

평소에 이런 식품들을 즐겨 먹고, 이들 재료를 중탕하여 음용하거나 청으로 만들어 복용하면 간염을 예방하고 치유할 수 있다.

각론

간경변증(肝硬變症)

• **개요**

간경변증(간경화)은 간세포에 손상을 주는 바이러스 및 음주·약물 등에 의해 상처가 생긴 후 상처와 염증에 의해 말랑말랑했던 간 조직이 딱딱한 '섬유화' 조직으로 바뀌어 원래의 간 기능을 제대로 수행하지 못하는 질환이다.

• **《자연섭리건강법》에서 본 간경변증**

간(肝)에 지속적인 미열 발생
→ 간이 딱딱해짐 : 간경변증(肝硬變症) : 소화력(담즙 분비) 저하
→ 죽은 간세포에 버섯 현상 : 간암(肝癌)

간에 지방이 축적되면 미열이 지속적으로 발생하고 이로 인해서 피가 굳어지면서 (선지처럼) 간이 딱딱해지는 간경화가 진행되고 담즙 분비 감소로 소화력 저하 등 간이 정상적인 기능을 수행하지 못하고, 이를 방치할 경우 (죽은 간세포에 버섯이 피는) 간암(肝癌)으로 진행한다.

● 바른 생활습관

신선한 과일, 야채, 곡물 등 항산화 성분이 풍부한 식품을 섭취해야 한다.

간 질환에 도움이 되는 약초로 인삼, 녹차에서 추출한 카테킨, 큰엉겅퀴에서 추출한 실리마린 등이 있는데 의사와 상의 후 복용하는 것이 바람직하다.

● 《자연섭리건강법》 치유

간에 축적된 지방으로 인해 간에 미열이 지속적으로 발생하는 것이 근본적인 원인이므로 지방 분해 및 열 내림, 그리고 소화력 강화를 통해 이를 치유한다.

간 열 내림	미나리(냉한 성질)
입 마름 해소(수분 공급)	돌나물, 오이
딱딱한 상태, 기의 울체 해소	탱자, 레몬껍질, 진피 * 강렬한 향기가 나는 탱자, 레몬껍질, 진피 등이 효과
조혈 기능 강화, 철분 공급	연근, 사과 * 사과의 유기산이 연근 속 철분을 분해해서 공급
혈액 내 지방 분해	수세미 * 그릇 기름때 제거에 수세미(지방 분해 효소) 사용
소화력 강화 (위 자극 → 소화 촉진)	쑥갓, 깻잎 * 쑥갓, 깻잎 등 향기 채소가 위를 자극
소화력 강화 (쓸개 자극)	인진쑥 * 간의 열을 내리고 쓸개 자극

평소에 이런 식품들을 즐겨 먹고, 이들 재료를 중탕하여 음용하거나 청으로 만들어 복용하면 간경화를 예방하고 치유하는 데 도움이 된다.

각론

간암(肝癌)

● 개요

간암(肝癌)은 간경변증(간경화)로 인해 간이 기능을 상실하고 간세포(단백질)가 부패하면서 종양이 발생하는 것이다.

● 《자연섭리건강법》에서 본 간암

세포(단백질)가 죽으면 죽은 세포에 종양이 생기는 현상(죽은 나무에 버섯이 피듯이)이 암(癌)이며, 암 주변에 염증 발생하면 염증을 분해해서(먹어 치우면서) 암이 커지게 된다.

간(肝)에 지속적인 미열 발생
→ 간이 딱딱해짐 : 간경변증(肝硬變症) : 소화력(담즙 분비) 저하
→ 죽은 간세포에 버섯 현상 : 간암(肝癌)

● 바른 생활습관

간암은 음식에 의해 생기는 병이 아니라 특정 음식에 의존하기보다는 환자의 소화 능력을 고려하여 탄수화물, 단백질 등 영양분을 고르게 섭취하고 신선한 채소와 과일을 충분히 먹는 것이 바람직하다.

간 기능이 많이 떨어진 환자의 경우 소, 돼지, 개, 닭, 생선 등 동물성 고단백질 음식을 많이 먹으면 간성혼수(肝性昏睡)[61]의 위험이 있으니 주의해야 하며 담배와 술은 절대 금해야 한다.

- 《자연섭리건강법》 치유

간에 지방 축적 → 미열이 지속적으로 발생 → 간경화 → 간암(肝癌)

간에 지방이 축적(지방간)되면 이로 인해 미열이 지속적으로 발생하여 간경화 간암으로 진행되므로 지방간, 간경화를 치료하면 간암 예방이 가능하다.

열 내림 (염증 발생 저하)	인진쑥, 대나무잎
수분 공급	돌나물, 오이(불림)
종양 주변 염증 (암세포 먹이) 삭임	인동꽃, 아카시아 가시
염증을 씻어 내는 작용	찬 성질 사포닌(도라지, 더덕)
기 울체 해소	탱자
이뇨(소변으로 배출)	개다래[62](으름덩굴), 수양버들[63]
조혈 기능 강화, 철분 공급	연근, 시금치, 사과 * 사과의 유기산이 연근 속 철분을 분해해서 공급

---

61) 간 질환이 중증이 됐을 때 일어나는 의식 상실 상태를 말한다.
62) 바위가 많은 곳에서 서식하며, 비 오면 물을 대량 흡수하고 배출하는 습성이 있다.
63) 수양버들(아스피린) : 물을 빨아들여서 씻어 내는 작용을 한다.

평소에 이런 식품들을 즐겨 먹고, 이들 재료를 중탕하여 음용하거나 청으로 만들어 복용하면 지방간, 간경화, 간암 예방 및 치유에 도움이 된다.

폐(肺)

미세먼지
폐렴(肺炎)
폐렴 → 결핵 → 폐농양
폐암

    호흡을 담당하는 기관으로 공기 중의 산소를 혈액 속으로 받아들이고 혈액 속 노폐물인 이산화탄소를 밖으로 배출하는 역할을 한다.[64]

    이것이 생명 유지의 기본 기능인 호흡 작용을 통한 가스 교환으로 폐포에서 가스 교환이 제대로 이루어지지 않으면 호흡 곤란을 느끼고, 심하면 생명을 잃을 수도 있다.

    또한 폐는 호흡을 통해 열을 발산시킴으로써 체온을 조절하고 몸속에 있는 산(酸) 염기(鹽基) 평형 유지에도 중요한 역할을 한다.

---

[64] 폐포를 둘러싸고 있는 수많은 모세혈관을 지나는 혈액 속의 적혈구가, 체내에서 운반해 온 이산화탄소를 버리고 산소를 받아들여 온몸으로 운반한다.

각론

미세먼지

• 개요

미세먼지는 지름이 10㎛(마이크로미터)보다 작고, 2.5㎛보다 큰 입자를 미세먼지(PM10), 2.5㎛ 이하의 입자는 초미세먼지(PM2.5)라고 하며[65]. 담배 연기나 연료 연소 시에 생성된다.

미세먼지는 여러 가지 복합 성분을 가진 부유 물질로 화력 발전, 자동차 배기가스 등이 주요 발생원이며, 입자 성분이 인체의 독성에 중요한 역할을 하는데 주로 연소 입자인 탄소, 유기탄화수소, 질산염, 황산염, 유해 금속 성분 등으로 구성되어 있다.

미세먼지(PM10, PM2.5)는 눈에 보이지 않을 정도로 매우 작아 우리가 호흡할 때 코와 기도 등 호흡기를 거쳐 폐포에 침투하거나 혈관을 따라 체내로 이동해 들어감으로써 건강에 나쁜 영향을 미친다.

미세먼지는 호흡기 및 심혈관계 질환의 발생과 관련이 있으며 사망률도 증가시키는 것으로 알려져 있다. 입자 크기와 화학적 조성이 질환 발

---

[65] 미세먼지의 크기 단위인 ㎛는 1m의 1백만분의 1 크기로 사람 머리카락 굵기(50~70㎛)와 비교할 때 미세먼지(PM10)는 1/6, 초미세먼지(PM2.5)는 1/20~1/30의 수준이다.

생에 영향을 미치며, 미세먼지(PM10)가 호흡기 질환을 유발하는 반면 초미세먼지(PM2.5)는 심혈관 질환 및 뇌 질환에도 영향을 미치는 것으로 알려져 있다.

- **《자연섭리건강법》에서 본 미세먼지**

　　비강 내 점막, 기관지 점막 등에 미세먼지 점착 → 가래로 배출(염증 발생 시 노란 가래)

　　미세먼지는 기관지와 폐에 염증을 유발한다.

　　기도 점막, 폐는 촉촉하고 점액질로 덮여 있는데 기관지(기도 점막)에 미세먼지가 쌓이면 점막이 섬유화(굳어짐)하고 열이 나면서 점막이 건조해지고 염증이 유발된다.

　　폐포가 점액질에 둘러싸여 있는데 미세먼지로 인해 폐포가 건조하면 팽창이 안 되고 옆의 폐포와 붙으면서 염증이 발생한다.

- **바른 생활습관**

　　미세먼지로 인한 염증 예방을 위해서는 보건용 마스크 착용이 권장되고 있다. 보건용 마스크는 식품안전의약처가 인정한 것으로, KF(Korea Filter) 등급이 매겨져 있다. KF의 수치는 미세먼지를 걸러 낼 수 있는 능력을 나타내는데 수치가 높을수록 차단 효과는 좋지만 숨쉬기 어렵다는 불편함이 있다.

등급은 KF80, KF94, KF99 등으로 분류돼 있는데 KF80의 경우 80% 이상, KF94는 94% 이상의 먼지를 걸러 낼 수 있으며 KF99의 경우 99% 이상을 걸러 낼 수 있어 방역용으로 주로 사용된다.[66]

KF99 마스크를 이용하는 것이 좋다고 생각할 수 있으나, 다소 무겁고 숨쉬기 답답하다. KF80은 가볍고 숨쉬기 편하지만 미세먼지 차단 기능이 조금 떨어진다.

보건복지부에서는 메르스, 신종플루 등 방역을 목적으로 한다면 KF94 이상인 마스크를 착용하라고 권장하고 있는데, 황사나 미세먼지를 막기 위해서는 KF80 이상이 실용적이다.

● 《자연섭리건강법》 치유

미세먼지로 인한 기관지 및 폐의 염증을 예방하기 위해서는 기관지 점막 및 폐포에 수분과 점액질을 적절하게 공급하여 점성을 유지해야 한다.

---

[66] KF80은 평균 0.6㎛ 크기의 미세입자 80% 이상 차단, KF94와 KF99는 각각 평균 0.4㎛ 크기의 입자를 각각 94%, 99% 이상 차단한다.

수분 공급[67]	오미자(신맛) 알로에[68], 돌나물[69], 오이(수분)[70] * 수분이 많고 시원한 성질
점액질 보충	알로에 속
기관지·폐 염증 삭임	찬 성질 사포닌[71](도라지, 더덕)+오이(물) 돌나물, 알로에+오이
내장 속 열 내림	박하, 대나무잎 * 열 식힘 → 염증 개선

　이들 재료를 중탕하여 음용하면 미세먼지로 인한 기관지 폐의 염증 예방에 도움이 된다. 그리고 이를 간편하게 청으로 만들어 복용해도 좋다.

---

67)　수분 점액질 공급 → 미세먼지가 점액질에 실려 내려감.
68)　점액질 상(上).
69)　점액질 중(中).
70)　빠르게 불리는 작용을 한다.
71)　인삼, 홍삼, 사포닌은 따뜻한 성질의 사포닌이다.

각론

폐렴(肺炎, pneumonia)

• 개요

폐렴은 세균이나 바이러스, 곰팡이 등에 의한 감염으로 발생하는 폐의 염증이다. 기침, 가래, 호흡 곤란 등의 장애와 구역·구토·설사 등 소화기 증상과 두통·근육통·관절통 등의 증상이 발생할 수 있으며 열이 난다.

폐를 둘러싸고 있는 흉막까지 염증이 침범한 경우 숨 쉴 때 통증이 느껴지며 염증이 광범위하게 발생하여 산소 교환에 심각한 장애가 발생하면 호흡 부전으로 사망에 이를 수도 있다.

• 《자연섭리건강법》에서 본 폐렴

폐포(허파 꽈리)는 점액질에 둘러싸여 있는데 폐포에 담배 미세먼지 등이 유착하면 점액질이 이를 흡착하여 가래[72]로 배출하거나 장으로 배출한다.

그런데 폐포 점액질 생성량보다 배출량이 많으면 폐포가 건조하면서

---

72) 염증 정도에 따라 노란 가래 → 푸른 가래 → 검은 가래(폐암 초기) 등으로 진행된다.

찢어지는 등 상처가 나며, 기침으로 폐포·기관지가 떨리면서 스크래치성 상처가 나고 여기에 바이러스 감염으로 열이 발생하면서 폐포 건조가 심해지면서(입 마름 증상 등) 염증이 유발된다.

● **바른 생활습관**

평소 충분한 휴식과 수면을 취하고 고른 영양 섭취를 통해 면역력을 높이고, 규칙적인 운동을 통해서 생활의 리듬을 유지하고 정신적인 안정을 취해야 하며, 금연·금주 등으로 몸의 자연 치유력을 높여야 한다.

미리 폐렴 및 독감 예방 접종이 필요한데, 독감 예방 주사는 매년 한 번 가을에 맞는 것이 세균성 기관지 합병증 및 폐렴을 예방하는 데 도움이 된다.

호흡기 감염이 발생한 경우에는 즉시 의료기관을 방문하여 전문적인 검사와 치료를 받아야 한다. 폐렴 환자는 열이 떨어지고, 흉통 및 호흡곤란 증상이 좋아질 때까지 충분한 안정과 휴식을 취해야 한다.

● **《자연섭리건강법》 치유**

염증을 삭이고 폐포를 촉촉하게 적셔 주는 것이 중요하다.

염증 삭이는 것	열이 없는 찬 성질 사포닌(도라지, 더덕) * 찬 성질 사포닌으로 염증을 씻어 냄.
염증 개선	인동꽃, 대나무잎, 엉겅퀴잎
폐포를 촉촉하게 적시는 작용	오미자(신맛)
열을 가라앉힘	맥문동, 은이버섯, 꽃송이버섯, 돌나물, 박하[73]

이들 재료를 중탕하거나 차로 달여서 자주 마시되 서서히 음용한다.

---

73) 박하는 열을 확 식히는 작용이 강하다.

각론

폐렴(肺炎) → 결핵(結核) → 폐농양(肺膿瘍)

● 개요

결핵(結核, tuberculosis)

결핵균이 몸속에 들어온 뒤 인체의 저항력이 약해지면 결핵이 생기는데 결핵균은 공기로 감염되기 때문에 폐 조직에서 결핵이 잘 생긴다. 하지만 결핵균은 신장, 신경, 뼈 등 다른 조직이나 장기에도 침입해 증상을 일으킬 수 있다.

결핵균은 몸속 영양분을 이용해 천천히 증식하며 결핵에 걸리면 기운이 없고 쉽게 피로를 느끼며 체중이 감소하는 등의 증상이 나타난다. 가장 흔한 폐결핵의 경우 기침과 객담 등의 증상이 생긴다.

폐농양(肺膿瘍)

폐농양은 고름이 폐 안에서 주머니 형태로 차 있는 질환으로 대부분 폐렴의 합병증으로 일어난다.

증세는 초기에는 기침이 주로 나고, 진행되면 가래가 나오면서 점차 누런 색깔로 변해 간다. 환자의 대부분은 발열과 함께 춥고 떨리는 증세가 나타나며 가슴이 아프거나 기관지에서 피가 올라오는 객혈, 숨이 찬 증세 등이 나타난다.

합병증으로 만성 폐 질환이 생길 수 있으며 고름 주머니가 파열되면 늑막염·농흉 등이 생기거나 폐에서 출혈이 일어나기도 하고, 고름의 양이 많은 경우에는 기도를 막아서 질식할 수도 있다.

● **《자연섭리건강법》에서 본 결핵과 폐농양**

폐렴 → 결핵 → 폐농양

열이 있으면 폐포가 건조하면서 결핵균이 번식하면 결핵이 되고, 폐포가 부패해서 썩는 단계가 폐농양이다. 이러한 상태에서는 밥맛(식욕)이 없고 기운(진)이 빠진다.

● **바른 생활습관**

결핵과 폐농양을 예방하기 위해서는 결핵균에 감염이 되어도 발병하지 않도록 몸을 건강하게 하고 영양 섭취를 잘해서 자연 치유력, 면역력을 높이는 것이 중요하다.

면역력을 높이기 위해서는 평소에 충분한 수면을 취하고, 균형 잡힌 바른 식사와 바른 운동을 통하여 규칙적인 생활 리듬을 유지하며, 과로·과음·흡연 등을 피해야 한다.

호흡기 감염이 의심되는 경우에는 의료기관을 방문하여 전문적인 검사와 치료를 받고, 폐렴 및 인플루엔자 예방 접종을 하는 것이 좋다.

- 《자연섭리건강법》 치유

폐결핵과 폐농양을 예방하고 치유하기 위해서는 충분한 단백질 공급을 통해 면역력을 높이고 폐포 건조(진이 빠짐)를 개선해야 한다.

단백질 공급	오리고기, 오소리고기 등 불포화 지방[74], 개고기[75], 콩(검은콩)
염증 개선	인동꽃, 대나무잎, 엉겅퀴잎
소화 기능 개선	무, 누룩, 엿기름

이들 재료를 중탕하거나 차로 달여서 자주 마시되 서서히 음용한다.

---

74) 닭고기, 돼지고기 등 포화 지방은 기름이 뭉쳐서 폐포에 유착.
75) 개고기는 지방이 적은 단백질.

폐암(肺癌)

● 개요

폐암이란 폐에 생긴 악성 종양을 말하며, 폐를 구성하는 조직 자체에서 암세포가 발생한 원발성(原發性) 폐암과, 암세포가 다른 기관에서 생긴 뒤 혈관이나 림프관을 통해 폐로 옮겨와 증식하는 전이성(轉移性) 폐암이 있다.

● 《자연섭리건강법》에서 본 폐암

폐렴 → 결핵 → 폐농양, 폐암

폐암은 폐포·기관지 단백질이 죽으면 종양 인자가 단백질을 분해하면서 암으로 발전하는데, 폐렴 → 결핵 → 급성 폐암으로 진행하는 경우도 있고 폐렴 → 결핵 → 폐농양 → 폐암으로 진행하기도 한다.

● 바른 생활습관

약 90%의 폐암이 금연으로 예방 가능하다. 폐암의 발생 가능성은 담배를 피운 양과 기간에 비례해서 증가하고, 담배를 끊은 이후에도 위험 감소 속도가 느려서 최대 20년까지 폐암의 위험도가 지속되므로 금연은 빠를수록 좋다.

자연 치유력, 면역력을 높이기 위해서는 통곡물 위주로 식사를 하면서 토마토, 양배추, 브로콜리 등 신선한 채소와 과일을 충분히 먹는 것이 좋다.

폐암은 초기 증상이 없는 것이 특징이므로 검진을 통해 빨리 발견하는 것이 중요하다.

● 《자연섭리건강법》 치유

폐암의 예방과 치유도 폐결핵, 폐농양과 동일하다. 충분한 단백질 공급을 통해 면역력을 높이고 폐포 건조(진이 빠짐)를 개선해야 한다.

단백질 공급	오리고기, 오소리 고기 등 불포화 지방[76], 개고기[77], 콩(검은콩)
염증 개선	인동꽃 대나무잎, 엉겅퀴잎
소화기능 개선	무, 누룩, 엿기름

이들 재료를 중탕하거나 차로 달여서 자주 마시되 서서히 음용한다.

---

76) 닭고기, 돼지고기 등 포화 지방은 기름이 뭉쳐서 폐포에 유착.
77) 개고기는 지방이 적은 단백질.

심장(心臟)

협심증
화병
심신 허로증

심장은 우리 몸에서 펌프와 같은 작용을 하는 기관으로 끊임없이 혈액을 받아들이고 내보내면서 혈액을 온몸으로 이동시킨다.

심장은 주먹만 한 크기이며 두꺼운 근육으로 되어 있다.

심장은 근육과 이를 둘러싸고 있는 관상동맥으로 구성되어 있어 근육과 관상동맥이 부드러워야 하며 관상동맥 신경이 안정되어야 한다.

각론

협심증(狹心症)

• 개요

심장은 온몸에 혈액을 순환시키는 펌프 역할을 하는 장기로 혈액이 전신을 순환하면서 산소와 영양분을 공급하고 이산화탄소와 노폐물을 실어 온다.

심장 주위에는 관상동맥[78]이라고 하는 특수한 혈관이 둘러싸고 있는데, 심장에 산소와 영양분을 공급하는 역할을 담당한다.

협심증[79]이란 관상동맥에 지방과 염증 세포 등으로 이루어진 플라크(plaque)가 침착되어 심장 근육에 충분한 혈액 공급이 이루어지지 않아 생기는 흉부 통증이다.

나이가 들수록 혈관이 탄성을 잃어 협심증·심근경색증 등 혈관질환 발병의 위험이 증가하게 된다. 특히 다른 위험인자(고혈압, 당뇨병, 고지혈증, 흡연 등)가 동반되어 있을 경우 관리에 주의해야 한다.

---

[78] 머리에 쓰는 왕관(王冠)처럼 심장 주위를 둘러싸고 있기 때문에 붙여진 명칭.
[79] 협심증은 마치 가슴이 좁아진 듯 조이고 뻐근한 통증이 발생해서 붙여진 명칭.

- **《자연섭리건강법》에서 본 협심증**

   심장에 발생하는 협심증과 심근경색증, 뇌에 발생하는 뇌경색, 뇌출혈 등은 모두 혈관의 동맥경화와 혈관의 혈압 및 혈류 조절 기능이 떨어져서 발생한다.

   심장은 근육과 이를 둘러싸고 있는 관상동맥으로 구성되어 있는데 근육과 관상동맥이 부드러워야 하며 관상동맥 신경이 안정되어야 한다.

   열이 나면 심장이 뜨거워지고 빨리 뛴다(술을 먹는 경우 등). 심장이 뜨거워지면 피가 덩어리지고(선지처럼) 혈관에 엉켜 붙게 된다.
   * 혈관이 막히면 심혈관 스탠스 삽입 수술

   간에서 스트레스를 받으면 열 받은 피가 심장에 들어가며, 장에서 술을 흡수할 경우 열이 발생해서 피가 뜨거워진다.

   체할 경우에도 심장이 나빠지므로 심장과 위장을 동시에 치료해야 한다.

- **바른 생활습관**

   협심증의 경우도 생활습관 개선을 통한 예방이 중요하다.

   바른 음식 : 현미, 통곡물, 채소, 과일 등 콜레스테롤이 적은 음식, 식

물성 식품 위주로 식습관을 개선한다. 이러한 건강 식단을 실천하면 체중도 정상화되고, 콜레스테롤도 떨어지며 혈압도 좋아지면서 몸이 가벼워지고, 편안해진다.

육류는 지방이 함유되어 있기 때문에 가급적 먹지 않는 것이 좋다. 육류 대신 콩을 먹게 되면 콜레스테롤과 중성 지방이 감소되며, 심장병 예방 효과가 있다.[80]

바른 운동 : 동맥경화에 도움이 되는 운동은 산책이나 가벼운 등산, 에어로빅 등 유산소 운동이 좋다. 운동의 종류 및 강도는 본인의 몸 상태 및 체력을 고려하여 무리하지 않는 수준이 바람직하며 규칙적으로 꾸준히 하는 것이 중요하다.

혈관 건강이 좋지 않은 경우에는 무리한 운동보다는 하루 30분 이상, 일주일에 3일 이상 심장에 무리가 가지 않는 선에서 가볍게 운동하는 것으로도 혈압과 혈당을 낮출 수 있다. 유산소 운동 중에서 가장 안전하고 실천하기 쉬운 것은 걷기로 뼈, 근육, 신경 등이 모두 조화롭게 움직이는 운동으로 혈액 순환에도 도움을 준다.

---

[80] 미국 FDA에서 1999년부터 콩 단백질을 하루 25gm 이상 섭취할 때 심장병 예방에 효과가 있다고 발표했다.

- **《자연섭리건강법》 치유**

협심증을 치유하기 위해서는 피가 맑아지고 혈관벽이 깨끗하고 열이 나지 않아야 한다.

신경 안정제	대추[81]
심장 신경 열 내림	메밀, 밀, 보리
심장 열 내림	치자
심장 내 덩어리 피 녹임	낫토

이들 재료를 중탕하거나 차로 달여서 마시면 협심증 개선에 도움이 된다.

---

81) 대추는 신심 안정제(신경 안정 조절제), 갑상선 항진(조증)과 저하(울증)를 조절, 홍삼도 저하(울증)를 부드럽게 풀어 주는 기능을 한다.

화병

● **개요**

화병은 울화병(鬱火病)의 준말로, 화가 쌓여 답답해진 것, 즉 분노가 쌓여 생긴 병이다.

화병은 스스로 인정하고 수용하기 어려운 불편하고 불행한 상황을 현실로 받아들여야 하는 데서 오는 분하고 억울하고 괴로운 심리로 인해 발생한다.

현대 정신의학에서 말하는 '심인성(psychogenic) 질병' 또는 '신경증적 장애(neurotic disorder)' 등과 유사한 면이 있다.

● **《자연섭리건강법》에서 본 화병**

화병은 심장을 감싸고 있는 관상동맥의 신경이 다친 것으로 화병에 걸리면 눈이 뜨거워지고 눈물샘이 막히고 눈이 빨리 노화한다.

● **바른 생활습관**

자신과 상황을 지켜보고 돌아보는 명상 프로그램이나 운동 요법 등이 도움이 된다.

바른 운동 : 무리한 운동보다는 하루 30분 이상 가까운 숲이나 공원 등에서 가벼운 산책, 걷기를 규칙적으로 하는 것이 좋다. 가능하면 햇볕을 쬐고 심호흡(복식 호흡)을 하면서 천천히 걷되, 걷기 명상이나 감사·축복의 산책 명상을 겸하면 좋다.

바른 휴식 : 저녁 10시 이전에 잠자리에 들어 7시간 이상 충분한 수면을 취해야 한다. 자기 전에 족욕을 하면 숙면에 도움이 된다. 아침에 일어나서 10~20분 정도 심호흡과 명상을 통해 하루를 시작하고, 자기 전에 10~30분 정도 심호흡과 명상을 통해 자신의 하루를 돌아보고 감사하는 시간을 갖도록 한다.

● 《자연섭리건강법》 치유

화병을 다스리기 위해서는 열을 내리고 신경을 안정시키는 것이 중요하며 눈이 뜨거워져 노안이 빨리 진행되는 것을 예방하기 위한 처방이 필요하다.

열 내림	대나무잎, 메밀, 밀, 보리
신경 안정	대추[82]
안정	상추
안구 열 식힘	국화

이들 재료를 중탕하거나 차로 달여서 마시면 화병 개선에 도움이 된다.

---

82) 대추는 신심 안정제(신경 안정 조절제), 갑상선 항진(조증)과 저하(울증)를 조절, 홍삼도 저하(울증)를 부드럽게 풀어 주는 기능을 한다.

허로증(심장이 늦게 뜀)

● 개요

허로(虛勞)는 몸이 쇠진한 증상으로 흔히 '몸이 허하다', '보약을 먹어야 하겠다' 등의 말과 관련된다. 정력이 떨어지는 것도 허로증으로 인한 경우가 많다.

'허(虛)'란 부족하거나 쇠약함을 뜻하고 '노(勞)'란 수고스럽거나 지치는 것을 뜻한다. 따라서 허로는 몸에 필요한 구성 요소가 부족해져서 몸이 피곤하고 피로한 증상을 지칭하는 것으로 현대의학의 만성 피로 증후군과 증상이 유사하다.

허로증과 관련 『동의보감』에서는 '피부가 허하면 열이 나고, 맥이 허하면 놀라고, 살이 허하면 몸이 무겁고, 근육이 허하면 땅기고, 뼈가 허하면 아프고, 골수가 허하면 몸이 늘어지고, 장이 허하면 설사를 한다'고 기록되어 있다.[83]

● 《자연섭리건강법》에서 본 허로증

허로증의 경우 빈맥(맥이 약하게 뛴다)이 나타나며, 힘이 없고 추위를 타

---

[83] 皮虛則熱 脈虛則驚 肉虛則重 筋虛則急 骨虛則痛 髓虛則墮 腸虛則泄.

고 맥이 없고 늘 피로하다.

- **바른 생활습관**

 바른 음식 : 근육을 강화하기 위해 콩나물이나 칡뿌리를 섭취하고, 혈액을 강화하기 위해서 연근, 우엉, 시금치, 사과 등을 섭취한다. 그리고 진액을 보충하는 전복, 소라, 장어 등을 섭취하고 골수를 강화하는 칼슘을 보충한다. 순환 기능을 강화하기 위해서는 체온을 상승시키는 계피, 쑥, 마늘 등을 섭취한다.

- **《자연섭리건강법》 치유**

 허로증을 다스리기 위해서는 몸에 열을 내고 신경 안정과 위장 기운 활성화가 중요하다.

열 발생	홍삼
신경 안정	대추[84]
위장 기운 활성화	굴껍질

 이들 재료를 중탕하거나 차로 달여서 마시면 허로증 개선에 도움이 된다.

---

84) 대추는 심신 안정제(신경 안정 조절제), 갑상선 항진(조증)과 저하(울증)를 조절, 홍삼도 저하(울증)를 부드럽게 풀어 주는 기능을 한다.

소화 기관 : 위, 대장, 췌장

위암
대장암
췌장암

소화 기관(위장관)은 섭취한 음식물을 영양소로 바꾸고 이를 흡수하는 역할을 한다.

소화는 많은 효소들이 단백질, 지방, 탄수화물을 분해하고 장을 통해 흡수하는 과정으로 대부분의 영양소는 소장에서 흡수된다. 대장에서는 수분의 흡수가 이루어지며 미생물에 의한 발효와 분해 과정이 이루어진다.

위(胃)에서 분비되는 위액은 단백질을 분해하고, 위산은 병균을 죽이는 역할을 한다. 십이지장(十二指腸)은 위에서 소화된 음식물이 내려와서 소장으로 연결되는 통로이며, 단백질과 지방의 소화를 돕는 효소가 분비된다.

소장(小腸)은 위와 대장 사이에 있는 6~7m에 이르는 소화관으로 영양분을 소화·흡수하는 기능을 한다.

대장(大腸, 큰창자)은 전체 길이가 약 1.5m로 수분을 흡수하고 소화되지 않는 음식물을 저장, 배설하는 역할을 한다.

각론

위궤양(胃潰瘍), 위암(胃癌)

● 개요

위궤양

 소화성 궤양은 위궤양과 십이지장 궤양으로 나누어진다. 궤양은 점막에 깊게 파인 상처로 위(胃) 안쪽 면에 해당하는 위벽의 상피 세포가 손상을 입어 갈라지게 되는 것이 위궤양이다. 갈라진 부위 주변 세포는 파괴되거나 괴사를 일으키게 되고 염증 반응이 일어난다.

 위에서 분비되는 위산과 펩신은 음식을 소화시키고 병균을 살균하는 작용을 하는데 위(胃) 표면의 점액 기름 성분 등 위 점막 세포 파괴를 방어하는 인자들이 약해지게 되면 위산이 위 점막 세포를 파괴하고 세포 아래쪽으로 침투하게 된다.

 소화성 궤양의 원인으로는 헬리코박터균, 스트레스 · 흡연 · 음주 · 불규칙한 식사 습관 · 진통 소염제 남용 등이 있다.

위암(胃癌)

위암의 대부분은 위(胃) 안쪽 면 점막에서 발생하는 위선암(胃腺癌)이며, 이외에 평활근 육종을 비롯한 육종, 다른 암이 위로 전이되어 발생하는 암 등이 있으나 발생 빈도는 미미하다.

위선암은 점막에서 성장하기 시작하여 크기가 커지면서 위벽을 침범하며, 주변 림프절(림프샘)로 전이해서 자란다. 암이 더 진행되면 간, 췌장, 십이지장, 식도 등을 침범하거나, 암세포가 혈관이나 림프관을 타고 폐, 복막 등으로 전이되기도 한다.

- **《자연섭리건강법》에서 본 위궤양과 위암**

  위는 근육으로, 음식과 소화액(담즙)을 혼합하는 운동 기관.

  위는 질긴 근육으로 위 점막이 장 점막보다 점액질이 두껍고 점성이 강하다.

  위 주름 근육이 움직이면서 음식과 소화액을 혼합 반죽, 위산은 소화 살균 삭힘을 통해 음식을 죽의 상태로 만든다.

  제대로 씹지 않고 넘기는 등 식습관이 나쁘면 거친 음식이 위벽에 손상(스크래치)를 준다. → 위산에 의해 위벽이 헐게 되면서 위궤양이 발생한다.

위궤양 → 염증 발생(노란 딱지) → 종양

장(腸)은 위(胃)가 음식과 소화액을 혼합해 죽의 형태로 만든 것을 발효·분해해서 흡수한다.

● **바른 생활습관**

음식물을 꼭꼭 오래 씹으면 위궤양에 걸리지 않는다.

위산이 위벽에 닿으면 속 쓰림 발생, 속이 쓰린 경우 사과는 위산을 보충하는 역할을 하므로 안 좋다.

옛 사람들은 소다(알카리)를 먹어 위산을 중화시켰다.

술과 당분도 산성으로 변해서 좋지 않다.

※ 칡즙 : 위장 근육 운동 강화(버무림 혼합 활성화 → 소화 개선).

- **《자연섭리건강법》 치유**

위궤양 : 근육 활성화+염증 제거	
점액질 공급	유근피(삶으면 점액질 우러나옴)
염증 제거 → 종양 축소	인동꽃, 탱자, 도라지
근육 활성화 * 위는 움직이면 안 썩음	콩나물, 칡뿌리, 양배추
잔주름 활성화	양배추[85]

* 위암(胃癌) : 위궤양과 동일

이들 재료를 중탕하여 음료나 환, 혹은 청으로 만들어 복용하면 위궤양 및 위암 예방 및 치유에 도움이 된다.

점액질

− 알로에 : 장기간 사용시 내성, 위장이 냉할 경우 사용하지 않음.
− 다시마 : 요오드 성분이 있어 갑상선 환자의 경우 사용하지 않음.
− 유근피 : 일반적으로 사용, 다만 드물게 알러지 반응이 있는데, 이럴 경우는 사용하지 않음.
− 목이버섯, 꽃송이버섯 : 세포막을 보호하는 작용.

---

85) 양배추는 위벽 잔주름 운동을 활성화하며, 점액질이 없어 점막 보호 기능은 없다.

크론병, 대장암(大腸癌)

● 개요

대장(大腸)은 소장(小腸)의 끝에서부터 항문까지 이어진 소화 기관으로, 길이가 약 150cm에 이른다. 대장은 맹장(盲腸), 결장(結腸), 직장(直腸), 항문관으로 나뉜다.

대장암이란 결장과 직장에 생기는 악성 종양으로 결장에 생기면 결장암, 직장에 생기면 직장암이라고 하며, 이를 통칭하여 대장암이라고 한다.

대장암 발병의 위험 요인은 식이 요인, 비만, 용종, 염증성 장 질환 등이며 50세 이상에서 많이 나타난다.

식생활은 대장암 발병에 가장 큰 영향을 미치는 요인으로 동물성 지방, 포화 지방이 많은 음식, 소시지·햄·베이컨 등 육가공품, 굽거나 튀긴 육류를 자주 섭취하면 발생 위험이 높아진다.

● 《자연섭리건강법》에서 본 대장암

대장에 서식하는 다양한 균들이 효소를 생성, 대장은 따뜻해야 연동 운동이 활성화된다.

대장의 곱(지방+효소)은 지방 성분이 효소와 유산균 등을 보호하고 있는데, 곱이 줄어들면서 대장이 헐게 되는 것이 크론병이다.

설사가 잦을 경우 장 점막(점액질)을 흡착해서 배출 → 장 점막 아래 생살 노출 → 염증 발생 → 천공으로 진행한다.

● **바른 생활습관**

바른 음식 : 대장암을 예방하기 위해서는 식습관이 중요하다. 어릴 때부터 고지방 음식이나 햄버거 패티 등 가공육과 정제된 탄수화물(흰 빵, 면, 파스타 등) 섭취를 자제하고 식이 섬유가 풍부한 채소를 충분히 섭취해야 한다.

튀김류, 과자, 구이류 탄 부위(탄소류) 등을 먹지 않는다. 이런 음식물들이 장 점액질, 유산균, 곱 등을 흡착해서 배출하면 대장 기력이 약해지고 무력화된다.

대장 용종이나 대장암을 예방하기 위해서는 장의 운동을 활발하게 해주는 섬유질이 풍부한 식사, 현미 나물밥 등이 좋다.

육류 섭취는 가급적 줄이되 섭취할 경우는 굽거나 튀기는 것보다는 찌거나 삶아 먹는 것이 좋다.

장내 유익균인 프로바이오틱스와 그 먹이인 프리바이오틱스가 대장 질환 예방에 도움이 될 수 있다.

● 《자연섭리건강법》 치유

점액질 공급과 염증 제거가 중요하다.

점액질 대량 공급	다시마껍질
위벽 · 장벽 운동	양배추
효소 공급	누룩, 엿기름, 키위

크론병 처방

- 다시마의 염분을 빼고 표면의 점액질만 훑어서 빼낸다(알긴산).
- 여기에 유근피 점액질과 염증 제거제인 인동꽃, 효소(누룩, 엿기름), 양배추(융모 떨림 활성화)를 추가한다.
    * 장은 위에 비해 근육이 얇아서, 굵은 근육을 활성화시키는 칡뿌리 콩나물은 사용하지 않는다.
- 현대인은 고기를 많이 먹어서 단백질 분해 기능을 하는 키위를 추가한다.

대장암 처방

- 크론병 처방+염증 제거제(인동꽃, 도라지)
- 알긴산+유근피+인동꽃+효소(누룩, 엿기름)+양배추+키위

장에 산소 공급(폐 → 장)

폐에서 산소를 압축하여 스프레이 상태의 미세 수분(액체) 산소를 공급한다.

* **소장** : 소장은 영양을 흡수하는 기관으로 음식물이 빨리 지나가서 손상이 거의 발생하지 않는다.

각론

췌장암(膵臟癌)

• 개요

췌장(이자)은 길이 15cm의 가늘고 긴 모양을 가진 장기로 소화액(췌액)을 분비해 십이지장으로 보내고, 호르몬을 혈관으로 보내는 기능이 있다.

췌장 세포의 약 95%는 췌액 분비에 관여하는데 췌액은 간에서 만들어진 담즙과 함께 십이지장으로 들어가서 섭취한 영양분 중 단백질과 지방, 탄수화물의 소화 흡수에 관여한다.[86]

따라서 췌장에 이상이 생기면 음식물 속 영양소를 제대로 흡수하지 못해 영양 상태가 나빠지고 체중이 줄어든다.

한편, 호르몬 분비와 관련된 췌장 세포들은 혈당 조절 호르몬인 인슐린(insulin)과 글루카곤(glucagon)을 혈액 속으로 분비[87], 당뇨병과 밀접한 관계가 있으며, 에너지의 소비와 저장에 관여한다.

---

86) 담즙은 췌액과 달리 소화 효소가 없지만, 주성분의 하나인 담즙산이 지방질을 유화(乳化)하여 소화를 돕는다.
87) 인슐린은 혈당을 낮추고 글루카곤은 높이는 역할을 한다.

췌장암은 비교적 드물게 발생하는 암으로 알려져 왔으나, 생활 방식이 서구화되면서 환자가 꾸준히 증가하고 있다.

췌장암은 생존율이 낮은데 이는 조기 진단이 어려워 발견 자체가 늦고, 전이가 잘돼 치료가 다른 암에 비해 어렵기 때문이다.

● **《자연섭리건강법》에서 본 췌장암**

췌장은 영양소 합성 공장으로 장에서 흡수한 영양을 췌장으로 보냄
→ **간**(영양 저장 창고) → **심장**(영양 공급)

췌장에 부하가 걸리면 미열이 발생
췌장은 영양 때문에 빨리 부패가 진행

쌀밥 등 열이 있는 음식을 먹으면 췌장에 열이 발생하게 되고 췌장은 운동을 하지 않게 된다. 그래서 중동 동남아 등 더운 지방에 당뇨 환자가 많이 발생한다.

● **바른 생활습관**

건강한 식생활과 적절한 운동으로 알맞은 체중을 유지하는 것이 췌장암의 예방에 도움이 된다.

보리밥 등 성질이 찬 음식을 먹는 것이 좋다. 육류 중심의 고지방·고칼로리 식품을 피하고 과일과 채소를 많이 먹는 것이 좋으며 단백질도 콩과 같은 식물성 단백질을 섭취하는 것이 좋다.

당뇨병, 만성 췌장염 등이 있으면 췌장암 발생 위험이 높아지니 적절한 치료와 더불어 바른 음식 섭취를 철저하게 지켜야 한다.

- **《자연섭리건강법》 치유**

췌장의 열을 식히고 염증을 제거하는 것이 중요하다.

열 식힘	보리밥(냉성) * 염증(炎症)은 염(炎)으로 열성
쓴맛이 나는 식품[88]	여주, 뽕잎, 대나무잎, 보리, 밀싹 등 * 고정차(쓴맛이 강함) : 당뇨에 특효
영양소 혼합 기능 강화	대나무잎, 씀바귀, 민들레, 여주, 오이 메밀싹, 보리싹, 박하차 등 * 차면서 섬유소 많은 것
염증 제거	우엉씨[89](깊이 침투), 더덕[90], 도라지

이들 재료를 중탕하여 음료나 환, 혹은 청으로 만들어 복용하면 위궤양 및 위암 예방 및 치유에 도움이 된다.

---

88) 쓴맛이 냉성이다.
89) 인동꽃은 가벼워서 깊은 곳에 위치한 췌장에 침투하지 못한다. 위장, 간 등에 사용된다.
90) 더덕과 도라지 사포닌이 열을 내려 준다. 더덕의 사포닌이 도라지보다 끈적끈적하고 찐득해서 깊이 침투하며, 반면 인삼의 사포닌은 열을 발생시켜서 순환 개선에 사용된다.

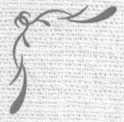
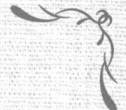

여성 질환

생리통
자궁근종
자궁암
난소암
유방암
임파선암
갑상선암
임신과 산후풍
갱년기

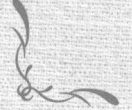
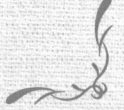

각론

생리통(生理痛)

● 개요

생리통은 월경 주기와 연관되어 나타나는 주기적 통증으로, 생리를 하는 여성의 50%가 생리통을 경험할 정도로 흔한 증상이다. 생리통은 골반 장기 등에 이상이 없이 나타나는 원발성 생리통, 골반 장기의 이상에 의한 속발성 생리통으로 분류한다.

원발성 생리통은 보통 하복부의 골반뼈 바로 위 부위에서 통증이 느껴지며 생리를 하기 몇 시간 전 또는 직후부터 발생하여 약 2~3일간 지속된 후 사라진다. 초경 후 1~2년 내에 발생하기 때문에 어린 여학생들에게서 흔하지만, 40대 미만의 젊은 여성들에게도 나타난다.

속발성 생리통이란 골반 내 장기에 이상이 있을 때 나타나는 주기적 통증으로 생리를 시작하기 약 1~2주 전부터 발생하여 생리 후 수일까지 통증이 지속되는 경우가 많다.

원발성 생리통이 생리 전 통증이 심하다가 생리가 시작하면 통증이 감소하는 양상을 보이는 것에 비해, 속발성 생리통은 생리가 시작되면서 더욱 심한 경련성 통증으로 나타나기도 한다.

• 《자연섭리건강법》에서 본 생리통

예전에는 생리통을 느끼는 여성이 거의 없었는데 이는 아궁이 불로 배와 자궁이 따뜻했기 때문으로 추정된다.

생리는 새 생명을 맞을 준비를 하는 것으로 생리혈로 자궁을 청소하는 것이다. 그런데 자궁이 냉하면 근육이 긴장해서 딱딱해지고 생리 시 생리혈이 나오면서 통증이 유발되는 것이다.

그리고 생리혈이 깨끗하게 배출되지 않고 청소 후 자궁에 남아서 유착할 경우 다음 생리 시 묵은 생리혈[91]과 새로운 생리혈이 함께 나오게 된다.

• 바른 생활습관

평소에 배와 자궁을 따뜻하게 하는 습관을 들이고 차가운 물이나 음료수 등을 먹지 않고 데워서 먹는 것이 좋다.

• 《자연섭리건강법》 치유

자궁(하초)을 따뜻하게 하고 묵은 생리혈과 어혈을 분해해서 배출하는 것이 중요하다.

---

91) 팥죽 같은 덩어리 형태.

자궁을 따뜻하게	제피(산초), 쑥
묵은 생리혈 어혈 분해 → 배출	장미꽃, 연꽃, 아몬드, 꿀[92]

이들 재료를 음료나 환, 혹은 청으로 만들어 복용하면 생리통 개선에 도움이 된다.

---

92) 근육을 풀어 주는 작용.

각론

자궁근종

- **개요**

자궁근종은 자궁 평활근에서 유래되는 양성 종양으로, 여성에게 발생하는 종양 중에서 가장 흔한 종양이다.

자궁근종은 흔히 체부에 발생하지만 드물게는 경관, 자궁인대 또는 자궁경부에도 발생한다.

- **《자연섭리건강법》에서 본 자궁근종**

생리통이 지속되면 자궁 근육이 긴장하여 수축(혈관 응축)되면서 자궁근종(경련성 통증)으로 진행한다.

자궁이 딱딱해지면서 늘어남에 따라 자궁 점막이 얇아져서 생리 시 자궁벽이 찢어지면서 출혈이 많아진다.

자궁은 주름 근육으로 임신을 하면 주름이 커지면서 아기가 자란다.

● **바른 생활습관**

평소에 배와 자궁을 따뜻하게 하는 습관을 들이고 차가운 물이나 음료수 등을 먹지 않고 데워서 먹는 것이 좋다.

● **《자연섭리건강법》 치유**

자궁벽에 점액질을 공급하고 자궁의 긴장을 풀어 주고 기력을 보충해 주어야 한다.

자궁벽에 점액질 공급	알로에, 다시마, 유근피
자궁 긴장을 풀어 줌	당분(꿀 등), 콩나물, 칡뿌리
기력 보충	녹용, 황기

이들 재료를 음료나 환, 혹은 청으로 만들어 복용하면 생리통 개선에 도움이 된다.

각론

자궁암(子宮癌)

● **개요**

자궁에 발생하는 악성 종양으로, 발생 부위에 따라 자궁경부암(子宮頸部癌)과 자궁체부암(子宮體部癌)으로 나뉜다. 자궁경부암과 자궁체부암(혹은 자궁내막암)은 발생 부위가 다르고 원인, 증상 및 증후, 진행 양상, 치료법 등도 다르다.

한국 여성에서는 자궁경부암이 흔하고 서구 여성에서는 자궁체부암이 흔하지만, 한국에서도 자궁체부암의 발생률이 증가하고 있는 추세이다.

● **《자연섭리건강법》에서 본 자궁암**

자궁근종이 지속되면 종양이 발생하고 암으로 발전한다.

자궁은 근육이 긴장하면 순환이 원활하지 않아서 부패가 진행되고 종양 세포(버섯)가 자라게 된다.

자궁암 초기는 자궁 제거가 가능하나 종양의 크기가 5cm 이상이 되면 기력(진)이 빠지며, 수술 시 사망하는 경우가 많거나 수술 후 회복이 어렵다. 따라서 수술을 할 경우 미리 기력을 올린 후 수술해야 한다.

자궁 적출 시 호르몬 밸런스가 깨져서 호르몬제를 지속적으로 복용해야 하므로 주의해야 한다.

가능하면 수술보다는 운동과 식이 요법 등 바른 생활습관을 통해 삶의 질을 유지하는 방법이 현명하다.

그리고 수술을 받았을 경우는 체력·면역력 회복에 중점을 둬야 한다. 일반적으로 수술 후 전이(주로 임파선을 타고 전이) 방지를 위해 화학요법과 방사능 치료 등을 받는데 이 경우 체력이 중요하다.

● 바른 생활습관

평소에 배와 자궁을 따뜻하게 하는 습관을 들이고 차가운 물이나 음료수 등을 먹지 않고 데워서 먹는 것이 좋다. 미니스커트는 하체를 차갑게 하고 꽉 조이는 바지는 자궁 근육의 긴장을 유발하므로 피하는 것이 좋다.

윗몸 일으키기는 자궁 근육의 탄력을 회복하는 데 도움이 된다.

● 《자연섭리건강법》 치유

	예방
쑥 훈증 요법	예전의 아궁이 역할 (숯가마, 도자기 가마 등에서 몸을 데우는 것도 좋다.)

치유	
종양 세포 주변 염증(염증 단백질, 암세포 먹이) 제거	인동꽃, 미나리, 도라지 쑥, 아스파라거스(근육 염증 제거)
종양 세포 고립(마르면서 쪼그라듦), 주변 세포 활성화	신선한 세포에는 암세포 기생 불가
단백질 공급	
체온 올리기	쑥, 강황, 유채 싹(매운 맛)
조혈(자궁 출혈로 조혈 필요)	
면역력 향상	

수술 후 다스리기
수술 안 한 경우보다 순하게 사용 * 수술로 몸이 약해진 상황 수술 후 회복을 위해 온몸의 영양을 모두 사용 → 심한 경우 회복을 못하거나 15일 정도 지나서 사망 *특히 위장이 안 좋은 사람일수록 사망 확률이 높음 50살 이후는 수술을 하지 않는 것이 좋다. 배를 수술하면 장부의 기(원기, 생명력, 원초적인 기)가 흩어진다. 봉제법 : 배꼽을 막기 위해 고약을 붙인다. * 봉제고, 천금봉제고

난소암(卵巢癌)

● 개요

난소는 자궁의 양옆에 위치한 생식샘으로 작은 살구씨 모양을 하고 있으며 여성 호르몬을 만들고 난자들과 생식 세포들을 저장하는 역할을 담당한다.

난소암이란 난소에 발생한 암[93]으로 발병 원인은 정확히 밝혀져 있지 않지만 유방암, 자궁 내막암 등 과거 병력이 있는 경우 난소암에 걸릴 위험이 높다.

특히 유방암과 난소암은 밀접하게 연관되어 있어, 유방암이 생기면 난소암 발생 가능성이 2배 높아지고, 난소암이 있으면 유방암 발생 가능성이 3~4배 높다고 알려져 있다.

고지방, 고단백 식품을 섭취하는 식습관, 비만, 석면 활석 등 환경적 유발 물질 등도 난소암의 위험을 증가시킨다.

---

[93] 난소암은 발생하는 조직에 따라 상피 세포암, 배세포 종양, 성삭 기질 종양으로 구분하는데, 난소 표면의 상피 세포에서 발생하는 상피 세포암이 전체 난소암의 90% 이상을 차지한다.

여성 생식기 암 중에 가장 치사율이 높은 것이 난소암이며[94], 초기 증상이 거의 없어 조기 발견이 쉽지 않아 치료 시기를 놓치는 경우가 많다.

- **《자연섭리건강법》에서 본 난소암**

자궁은 주름 근육으로 임신을 하면 주름이 커지면서 아기가 자란다.

난소관은 점막이 말라서 막히게 되면 난소가 부패해서 종양이 발생하며, 자궁암이 난소로 전이되어서 난소암이 발생하기도 한다.

- **바른 생활습관**

난소암 발생 가능성을 낮추기 위해서는 바른 음식과 바른 운동 등 생활습관 개선이 중요하다.

고지방, 고단백 식품을 섭취하는 식습관이 난소암의 위험을 증가시키므로 현미 잡곡밥과 나물·채소 중심의 식단이 바람직하다.

모유 수유를 하는 경우 수유 기간 동안 배란이 억제되며, 난소암 발생 가능성이 감소된다.

---

94) 난소암의 약 90%를 차지하는 상피성 난소암은 대부분 3기 이상 진행된 상태에서 발견되기 때문에 5년 생존율이 매우 나빠 40%가 채 되지 않는다.

- **《자연섭리건강법》 치유**

 난소를 따뜻하게 하고 난소관 근육의 탄력을 높이고 점액질 보충 등이 필요하다.

난소[95]를 따뜻하게	강황, 울금
난소관 근육 탄력 상승	콩나물 * 칡뿌리, 모과는 사용하지 않음
점액질 보충	다시마 · 미역 점액질 * 알로에는 성질이 차서 사용하지 않음
막힌 곳을 녹임	팽이버섯

 이들 재료를 음료나 환, 혹은 청으로 만들어 복용하면 난소암 예방 및 치유에 도움이 된다.

---

95) 근육을 풀어 주는 작용.

각론

유방암(乳房癌)

● 개요

유방암은 유방과 유방내의 조직에 생긴 악성 종양을 말한다. 유방암의 원인으로는 비만, 방사선 노출, 환경 호르몬, 술·담배 등이 꼽히는데 특히 여성 호르몬(에스트로겐) 노출이 많을수록 발병률이 올라간다.

초경이 빨라지고, 출산을 안 하거나 고령 임신, 모유 수유를 하지 않는 등의 요인으로 에스트로겐에 노출되는 기간이 늘어날 수 있다.

● 《자연섭리건강법》에서 본 유방암

유샘 → 유선(유관) → 젖꼭지로 연결되는 구조
유선 오염 → 막힘 → 부패

유샘은 부들부들하고 탄력이 있다. 그런데 유샘이 굳어지면 딱딱해지는데 유샘들이 서로 접촉하면 터지면서 부패하고 이것이 종양으로 발전하게 된다.
* 모유 수유, 즉 아기가 젖꼭지를 빨게 되면 유방암에 걸릴 확률이 낮다.

치밀 유방은 탄성이 없고 딱딱해서 유방암 발생 확률이 높다.

유방 보형물 삽입 수술을 한 후 보형물을 뺄 경우 접촉면에 염증이 발생할 수 있다.

● **바른 생활습관**

유방암을 예방하려면 바른 음식과 바른 운동 등 생활습관이 중요하다.

바른 음식 : 인슐린 낮추기, 콩 섭취

인슐린 수치가 높으면 유방 세포들의 변화와 분열, 성장을 자극한다. 인슐린 수치를 낮추려면 기름진 음식이나 가공식품에 많이 든 포화 지방을 피하고 복부 비만을 줄여야 한다.

콩을 자주 먹으면 에스트로겐 작용 억제 효과를 낼 수 있다. 살충제는 에스트로겐과 유사한 작용을 하므로 과일 등 살충제가 포함된 음식을 먹으면 유방암 발병률을 높일 수 있다. 무농약 과일과 채소를 섭취하고 여러 번 씻어서 먹는 것이 좋다.

비타민 C와 베타카로틴은 항산화 작용으로 암 발병을 억제하므로 과일과 채소를 섭취하면 항산화 작용을 촉진해 유방암 발병률을 낮출 수 있다.

혈중 비타민 D 농도가 증가할 때 유방암 발병 위험이 감소한다. 비타민 D는 달걀노른자, 생선, 간 등 식품섭취와 햇볕을 통해 얻는다.[96]

바른 운동 : 운동은 유방암의 위험 인자인 에스트로겐의 활동을 억제하는 효과가 있다.

복부 비만은 유방암 발병 원인으로, 폐경기를 겪는 중년 여성들은 근육 양이 감소하고 기초 대사량이 저하돼 비만이 되기 쉽다. 복부 비만을 예방하기 위해서는 산책 등 가벼운 운동을 하되 하루 30분 이상 일주일에 3회 이상 꾸준히 하는 것이 중요하다.

● **《자연섭리건강법》 치유**

유샘(막)의 탄력을 높이고 유선의 막힘을 개선해야 한다.

유샘 탄력	모과(떫은 맛, 오그라듦)+콩나물(근육 조절)
유선 막힘 개선[97]	팽이버섯, 낫토

이들 재료를 중탕하여 음료나 환, 혹은 청으로 만들어 복용하면 유방암 예방 및 치유에 도움이 된다.

---

96) 유방암 발병 위험 50% 감소 수준의 혈중 비타민 D 수치를 얻기 위해서는 피부가 검은 사람은 하루 25분, 흰 사람은 10~15분 햇볕에 노출하면 된다.
97) 유샘에 열이 나면 지방에 의해 유선이 막히게 된다.

임파선암

- **개요**

임파선

임파선(림프절, lymph node)은 전신에 분포[98]하는 면역기관으로, 면역 작용을 하는 림프구와 백혈구가 포함되어 있다.

림프관의 중간에 위치하는 결절 모양의 주머니[99]로, 림프구를 만들어 림프관에 침입한 세균 등 이물질을 제거하여 신체를 방어하는 역할을 한다.

임파선암(악성림프종, malignant lymphoma)

임파선암(악성림프종, malignant lymphoma)은 면역 체계인 림프계에서 발생하는 암이며, 백혈병과 함께 대표적인 혈액암이다.

백혈병은 골수에서 종양이 시작하여 전신에 파급되는 반면 임파선암

---

98) 전신에 약 500개 이상의 임파선이 존재한다.
99) 인체 내에서 임파선은 림프관을 따라서 온몸에 분포하며 림프관에 의해 서로 연결되어 있으며 목, 겨드랑이, 사타구니 등에 많이 분포되어 있다.

은 임파선 또는 전신의 어느 장기에서나 발생할 수 있다.

임파선암은 혈액 세포의 하나인 림프구가 과다 증식하며 종양을 만드는 것으로, 주로 림프구들이 모여 있는 임파선에서 발병하나 일부에서는 위·장 등 장기 내 림프조직에서 발생하며 골수 및 말초 혈액을 침범하여 암세포가 나타나는 경우도 있다.

● **《자연섭리건강법》에서 본 임파선암**

여성 건강은 임파선·갑상선 관리가 중요한데, 아기가 젖을 빨게 되면 임파선·갑상선 건강에 좋다.

임파선(여성 유방 옆, 난소 옆 존재)은 모터로 순환 기능 활성화, 여성이 남자보다 순환이 빠르다.

여성암은 임파선을 타고 전이하는 경우가 많아 임파선 건강 관리가 중요하다.

● **바른 생활습관**

몸을 차게 하거나 딱 달라붙는 옷은 임파선을 압박하므로 옷을 여유 있게 입고 몸을 따뜻하게 유지하는 것이 중요하다.

- **《자연섭리건강법》 치유**

여성 건강은 임파선·갑상선 관리가 중요하다. 갑상선은 임파선과 유기적으로 작용, 정보 교환 및 상의·조절 기능을 수행한다.

임파선을 깨끗하게 유지하는 것이 여성 건강에서 제일 중요하다.

임파선 청소	따뜻한 사포닌(홍삼) 쑥, 장미꽃, 연꽃
기초 체온 올리기	쑥, 강황, 울금
조혈 활성화	연근, 사과, 시금치, 쑥, 비트

이들 재료를 중탕하여 음료나 환, 혹은 청으로 만들어 복용하면 임파선암 예방 및 치유에 도움이 된다.

※ 이 처방이 갑상선암 예방 처방과 더불어 여성 건강을 위한 최적의 처방 패키지로 이들 재료를 중탕하여 음료나 환, 혹은 청으로 만들어 늘 복용하면 임파선암을 비롯한 여성암 예방 및 치유 등에 도움이 된다.

각론

갑상선암(甲狀腺癌)

● 개요

갑상선은 내분비 기관으로 갑상선 호르몬을 생산·저장해 두었다가 필요할 때마다 혈액을 통해 기관에 내보내는 기능을 한다.

갑상선 호르몬은 인체의 물질대사[100]를 촉진하여 모든 기관의 기능을 적절히 조절하는 역할을 한다.[101]

갑상선 바로 뒤쪽에는 완두콩 크기의 부갑상선(곁목밑샘)이 좌우에 각각 두 개씩 있으며, 여기서 분비하는 호르몬은 혈액 속 칼슘과 인의 농도를 조절하는 역할을 한다. 칼슘은 우리 몸의 근육이 정상적인 기능을 하는 데 중추적인 역할을 한다.

갑상선에 생긴 혹을 갑상선 결절이라고 하는데, 이중 악성 결절들을 갑상선암이라고 한다.[102] 갑상선암을 치료하지 않고 방치하면 암이 커져 주변 조직을 침범하거나 림프절 전이, 원격 전이를 일으켜 생명을 잃을 수도 있다.

---

100) 물질대사(혹은 '대사')는 섭취한 영양분을 체내에서 분해·합성하여 생체 성분, 생명 활동에 쓰는 물질 및 에너지를 만들고 불필요한 것은 몸 밖으로 배출하는 과정을 말한다.
101) 체온을 일정하게 유지하거나 신생아의 뇌와 뼈의 성장 발달을 도와주는 역할 등을 한다.
102) 갑상선에 생기는 결절의 5~10%가 갑상선암으로 진단된다(국가암정보센터 암정보).

- **《자연섭리건강법》에서 본 감상선암**

여성 건강은 임파선 갑상선 관리가 중요하다. 갑상선은 임파선과 유기적으로 작용, 정보 교환 및 상의·조절 기능을 수행한다.

갑상선의 이상은 스트레스(화병, 긴장, 신경성)가 주원인으로, 안정이 중요하다. 스트레스로 열이 발생하면 갑상선이 부풀어 오른다.
- 기능 항진
- 기능 저하

폐경이 오면 호르몬 밸런스가 무너져 열이 오르내리고 조울증이 심해진다. 갑상선 기능이 안정화되면 폐경의 증상들이 완화된다.

- **바른 생활습관**

갑상선암을 예방하기 위해서는 요오드가 풍부한 식품과 십자화과 채소류를 섭취하는 것이 도움이 된다. 우리나라 사람들은 다시마, 김, 미역 등 요오드가 풍부한 해조류를 즐겨 먹으므로 요오드가 부족한 경우는 드물다. 십자화과를 비롯한 채소들에는 항산화 물질이 풍부하므로 골고루 섭취하는 것이 좋다.

비만을 방지하기 위해 과식하지 않고 적절한 운동을 하는 것도 갑상선암 예방에 도움이 된다.

• 《자연섭리건강법》 치유

갑상선의 이상은 스트레스(화병, 긴장, 신경성)가 주원인으로, 신경 안정과 스트레스로 인한 열 내림이 중요하다.

신경 안정제	대추[103], 상추, 굴껍데기(석화, 칼슘 보충)
열 내림	치자(심장 열 내림) 대나무잎, 박하, 인동꽃
갑상선 막힘 예방	팽이버섯, 낫토

이 처방이 임파선암 예방 처방과 더불어 여성 건강을 위한 최적의 처방 패키지로 이들 재료를 중탕하여 음료나 환, 혹은 청으로 만들어 늘 복용하면 갑상선암을 비롯한 여성암 예방 및 치유 등에 도움이 된다.

---

103) 대추는 심신안정제(신경안정 조절제), 갑상선 항진(조증)과 저하(울증)를 조절하고, 홍삼도 저하(울증)를 부드럽게 풀어 주는 기능을 한다.

각론

임신(妊娠)과 산후풍

● 개요

　산욕기는 보통 출산 후 6주까지로, 임신으로 인해 야기되었던 모든 신체적인 변화가 임신 이전의 상태로 돌아가는 시기이다. 그러므로 적절한 산후조리가 필요다.

　산욕기에 산후조리나 건강 관리를 잘못하게 되면 산후풍이 나타난다. 특히 제왕 절개 수술로 분만한 경우나, 난산으로 출혈이 심하였을 경우, 산모의 몸이 허약한 경우, 임신 중 입덧이 심하여 영양 장애가 있었던 경우 등에 산후풍이 더 잘 나타난다.

　산후에 찬바람을 쐬거나 찬물에 손을 담그거나 찬물에 몸을 씻는 것이 산후풍의 원인이 된다. 분만 후에는 자궁이나 골반의 상태가 매우 허약하고 기능이 떨어지는데 이 상태에서 외부의 찬 기운이 들어오면 아랫배 쪽으로 냉기가 들어가 자궁의 혈액 순환을 방해하고, 하체로 가는 혈액 순환에 장애를 일으켜 무릎이 시리거나 관절염이 생기기도 한다.

　증세는 허리나 무릎·발목·손목 등 관절에 통증이 나타나거나 몸의 일부가 시리거나 전체적으로 으슬으슬 춥기도 하다. 또한 팔·다리가 저리거나 어깨나 뒷목이 아프기도 하고, 땀이 흐르면서 몸이 무기력해지며, 심리적으로 불안하거나 가슴이 두근거리고, 식욕이 크게 저하되는 증세도 나타난다.

- **《자연섭리건강법》에서 본 임신과 산후풍**

생리(生理)는 손님 맞을 준비를 하는 것으로 자궁이 따뜻하고 깨끗해야 한다.

자궁이 긴장(얼굴이 굳음)하거나 딱딱하면 생리통이 생기고 임신한 경우에는 숨이 막혀서 유산을 하게 되는 것이다. 그리고 영양 공급이 부족한 경우에도 유산을 하게 된다.

산모의 얼굴이 하얀 것은 조혈이 제대로 되지 않는 경우이며, 몸이 냉한 경우 피부와 입술이 푸르다.

생리혈이 탁한 경우는 피부가 검은색을 띤다. 이 경우 임신 후 출산 시 아기가 피부병에 걸릴 가능성이 높다.

양수가 오염될 경우 혈액 내 독소로 인해 아토피가 생기거나 태어나는 아기의 성질이 나빠지게 된다.

임신으로 차츰 뼈마디(관절)와 근육이 벌어지고 늘어나게 되는데, 출산 후 찬바람을 쐬거나 찬물에 목욕을 하게 되면 뼈마디와 근육이 늘어난 상태에서 고정되어 산후풍으로 고생을 하게 된다.

유산을 한 경우에는 몸이 받는 충격이 더 크므로 반드시 산후조리를 해야 한다.

● **바른 생활습관**

적절한 산후조리를 통해 이 시기에 생길 수 있는 산후풍 등 부작용이나 후유증을 예방하는 데 중점을 두어야 한다.

임신 기간 동안 이완되었던 관절 부위의 정상적인 회복을 위해서는 몸을 따뜻하게 해야 한다. 산욕기 동안 온몸을 따뜻하게 하고 찬바람을 쐬지 않아야 한다. 너무 덥게 하면 신진대사 장애를 일으킬 수 있으므로 산모가 아늑함을 느낄 정도의 따스함을 유지하는 것이 좋다.

바른 음식 : 먹는 것을 조심해야 한다. 상온에서 굳는 기름과 산패된 음식, 튀긴 음식, 젓갈류(부패한 단백질)를 금해야 한다. 신맛이 나는 음식을 먹으면 수분이 많아져서 피부는 촉촉해지나 오래 먹으면 몸이 냉해지므로 주의해야 한다.

쑥, 생강 등 몸을 따뜻하게 하는 음식과 장미꽃차, 연꽃차, 아몬드 등 어혈(瘀血)을 푸는 음식 그리고 연근, 시금치, 부추 등 조혈(造血)을 돕는 음식을 먹는 것이 좋다.

- **《자연섭리건강법》 치유**

출산 후 잘못된 산후조리로 인해 산후풍으로 고생하는 여성들이 많다. 몸을 따뜻하게 하는 것을 기본으로 제대로 된 산후조리가 이루어져야 한다.

임신으로 인해 벌어진 뼈마디와 늘어난 근육을 원상태로 회복하는 것이 가장 중요하다.

단백질 보충	가물치[104](탄력 있는 단백질)
근육 탄력	미역줄기(아교질)[105] * 근육에 탄력을 줌, 뼈마디 근육 복원 콩나물국을 3일간 음용 * 아스파라긴산(간 개선, 근육 주관) * 근육이 쥐가 나지 않게 근육 활성화, 탄력, 안정화 * 대두황건(콩나물) : 청심환에 사용

이들 재료를 중탕하여 음료나 환, 혹은 청으로 만들어 15~30일 정도 복용하면 산후풍 예방 및 치유에 도움이 된다.

---

104) 하천 밑바닥에 서식하며, 탄력이 좋은 단백질이다.
105) 미역은 기름에는 방어력이 없어서 들기름에 볶아서 요리할 수 있다.

갱년기(更年期)

• **개요**

성(性) 성숙기에서 노년기로의 이행기이며, 내분비 기능, 특히 난소 기능이 쇠퇴하고 폐경에 이르러 노화 현상을 수반한다.

갱년기는 체질·영양 상태·분만 횟수 등에 따라 개인차가 있는데 대체로 45~55세가 일반적이나 평균 수명의 연장으로 약간 늦어지는 경향이 있다.

자율 신경 실조, 갑상선 기능 이상에 의한 비만, 성기(性器)의 위축, 혈압 변화 등 신체적 변화와 기억력 감퇴·우울증 등 정신면에서도 갱년기 장애라고 하는 증후군이 나타난다.

이 시기에는 발작성 흥분, 안면 홍조와 일과성 열감(一過性 熱感), 두통, 가슴 울렁거림, 현기증, 이명, 불면, 위장 장애, 정신 장애 등 갱년기 증상이 나타나는데 1~2년이 지나면 저절로 낫는 경우가 대부분이다.

• **《자연섭리건강법》에서 본 갱년기**

남녀 모두 남성 호르몬과 여성 호르몬을 지니고 있는데, 남성은 남성 호르몬 우위, 여성은 여성 호르몬 우위 상태여서 남성과 여성의 특성을 나타내는 것이다.

그러다 갱년기가 되면 여성은 여성 호르몬이 줄고, 남성은 남성 호르몬이 줄어 남녀 호르몬이 균형을 이루게 된다. 이를 자연섭리적으로 보면 여성의 경우 49세 전후, 남성의 경우 64세 전후까지는 여성과 남성으로 음양(陰陽調和)를 이루며 살다가, 갱년기가 지나면서부터는 남성 여성이 아닌 인간으로 사는 것으로 음양합일(陰陽合一)을 이상적인 경지로 추구하였다.

갱년기가 되면 남성들은 남성 호르몬 감소로 열이 줄어들고 근육의 힘이 약해지고 정력이 감소되는 증상이 나타난다. 여성들의 경우 피부가 수분이 많아 부드러운데 여성 호르몬 감소로 생리가 없어지고 체내 수분 감소, 보습 기능 저하로 열이 나고 피부와 입안·질이 건조해지는 증상 등이 나타난다.

남성들의 경우 양의 기운이 줄어들고 상대적으로 음의 기운이 강하게 느껴지면서 여성화가 진행되고 여성들의 경우 음의 기운이 줄어들고 상대적으로 양의 기운이 강하게 느껴지면서 남성화가 진행되는 것이다.

● **바른 생활습관**

갱년기(폐경기)는 여성 호르몬의 분비가 줄어들면서 겪게 되는 정상적인 변화로 여성 호르몬 부족으로 인한 골다공증 등의 질환의 발생을 예방하기 위한 관리가 필요하다.

폐경기가 되면 여성 호르몬 감소로 골다공증이 생기기 쉽다. 골다공증이 걸린 뼈는 쉽게 부러질 수 있는데 손목뼈, 대퇴골, 척추 뼈 등이 골다공증에 의한 골절이 자주 발생하는 부위이다. 폐경 이전부터 칼슘이 풍부한 음식을 먹고 햇볕을 쬐어 비타민 D를 만드는 등 건강한 습관을 만들어야 한다.

남성의 경우 계피, 생강, 홍삼, 마카 등 열이 나는 식품을 섭취하는 것이 좋다. 여성의 경우 새콤한 석류, 오미자, 매실 등을 먹어서 수분을 보충하는 것이 좋다.

하루 30분 이상 1주일에 3회 이상 산책 등 가벼운 운동을 하고 금주 및 금연을 해야 한다.

여성의 경우 폐경기 동안 에스트로겐이 감소하면서 혈중 콜레스테롤이 증가, 심장 질환·뇌졸중과 같은 혈관 질환의 발생에 영향을 주므로 바른 식사와 운동이 중요하다.[106]

---

[106] 미국의 경우 폐경 이후에 폐암이나 유방암으로 죽는 여성보다 심장 질환으로 죽는 여성이 더 많은 것으로 알려져 있다.

과일이나 채소, 곡류 같은 저지방 음식을 먹고, 규칙적인 운동을 통해 적정 체중을 유지해야 한다.

• 《자연섭리건강법》 치유

남성의 경우 계피, 생강, 홍삼, 마카 등 열이 나는 식품을 섭취하는 것으로 충분하다.

여성의 경우는 여성 호르몬 성분이 많은 식품의 섭취와 수분 보충, 그리고 근육의 탄력 증가 등이 필요하다.

수분 보충	석류, 오미자, 매실
여성 호르몬 성분	갈근(근육 속에 수분 공급)
근육 탄력 증가, 수분 공급	콩나물[107], 모과

이를 식품으로 섭취하거나 이들 재료를 중탕하여 음료나 환, 혹은 청으로 만들어 복용하면 갱년기 증상 극복에 도움이 된다.

---

107) 수분을 공급해서 근육에 쥐가 나지 않게 한다.

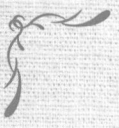
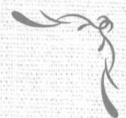

어린이 청소년 질환

아토피 피부염
여드름

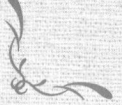
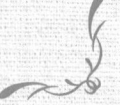

각론

아토피 피부염

• **개요**

아토피 피부염은 주로 유아기 혹은 소아기에 시작되는 만성 재발성의 염증성 피부 질환으로 소양증(가려움증)과 피부 건조증, 특징적인 습진을 동반한다.

아토피 피부염은 나이가 들면서 호전되거나 없어지는 경우가 많지만 호전된 후에도 특정 물질이나 자극에 의해 쉽게 가렵거나 염증 반응이 나타나고, 소아기 및 성인기로 갈수록 손·발 습진이 나타나는 경우가 많다.

아토피 피부염의 발병 원인은 아직 확실하게 알려져 있지 않으며 환경적인 요인[108], 면역학적 이상 등이 원인으로 추정된다.

• **《자연섭리건강법》에서 본 아토피 피부염**

혈액 속 독소로 인해 열이 발생하면서 → 염증 유발, 피부 건조, 가려

---

[108] 산업화로 인한 매연 등 환경 공해, 식품첨가물 사용 증가, 카펫·침대·소파의 사용 증가 및 집먼지진드기 등 알레르기를 일으키는 원인 물질 증가 등.

움증, 고름, 진물 발생 등의 증상이 나타난다.

특히 접힌 부분은 독소가 집중되어서 증상이 심하게 나타난다.

● **바른 생활습관**

예방 방법 : 피부 자극이 아토피 피부염을 악화시키는 요소가 될 수 있으므로 악화 요인을 잘 이해하여 예방해야 한다.

급격한 온도나 습도의 변화, 심리적 스트레스, 모직이나 나일론 의류, 세제나 비누 등 주변 환경 및 생활습관에서 악화 요인을 찾아내어 제거하는 것이 중요하다.

피부가 건조하기 때문에 보습제를 자주 바르는 등 피부 보습이 중요하다.

목욕물은 미지근한 것이 좋다. 목욕 후 보습제를 잘 발라서 수분을 유지하도록 하고, 약산성 비누를 사용하고 목욕할 때 비눗기를 충분히 제거해야 한다.

세탁 후 옷에 세제가 남지 않도록 잘 헹구는 것이 좋다. 모직이나 나일론 등으로 만든 의류는 가능한 한 피해야 한다. 집먼지진드기, 동물의 털에 과민 반응을 보이는 경우에는 애완동물이나 카펫 등을 피하는 것이 좋다.

바른 음식 : 음식물이 아토피 피부염을 일으키고 악화시킬 수 있는데 계란, 우유, 밀가루, 땅콩 등이 원인으로 알려져 있다. 의심되는 음식물이 있으면 검사를 통해 밝힐 수 있다.

- **《자연섭리건강법》 치유**

아토피 피부염의 원인인 혈액 속 독소 제거가 가장 중요하며 더불어 열을 식히고 피부 보습, 염증 분해, 독소 배설 등이 필요하다.

(1차) 혈액 속 독소 분해 및 염증 제거	
혈액 속 독소 분해	물 정화 식물(숙주나물, 미나리)
열 식힘	오이, 댓잎, 페퍼민트
피부 보습	돌나물, 오이
간 보호	콩나물
염증 분해 제거	인동꽃, 우엉씨
독소 배설(이뇨)	옥수수염

(2차) 재발 방지 : 피부 수분 공급
염증 분해 제거 식물(인동꽃, 우엉씨)을 빼고
보습(알로에 점액질) 추가

(3차) 3개월간
피부를 매끄럽게 하고 독소 생성 방지
율무 볶은 가루를 물에 타서 음용(3개월간)

이들 재료를 중탕하여 음료나 환, 혹은 청으로 만들어 복용하면 아토피 예방 및 치유에 도움이 된다.

일반적인 아토피는 6개월 이내 정상적인 수준으로 개선이 가능하며 악성 아토피는 2~3년이 소요된다.

여드름

● 개요

여드름은 주로 얼굴, 목, 가슴, 등, 어깨 부위에 발생하는 염증성 피부 질환으로 대개 10대 초반에 발생하나, 20대 전후에 증상이 심해질 수 있으며, 30·40대 성인에게도 발생할 수 있다.

치료를 하지 않아도 보통 수년 후에 없어지지만 치료하지 않을 경우 영구적인 흉터를 남길 수 있다. 따라서 평상시에 여드름이 생기지 않게 하기 위한 피부 관리를 하는 것이 중요하다.

여드름은 여성과 남성 모두에게 있는 남성 호르몬에 의해 활성화 되는데, 사춘기 동안 증가된 남성 호르몬은 피부의 피지선(피부 기름샘)을 커지게 한다.

피지선은 여드름이 흔히 발생하는 얼굴·등·가슴 부위에 많이 존재하는데, 피지선에서 피지라 불리는 기름 물질이 생성된다.

정상 상태에서 피지는 모낭의 열린 부분을 통해 피부 밖으로 배출되지만, 피지 분비가 많아지면 피지가 모낭 내벽을 자극하여 내벽 세포가 더 빨리 탈락하게 만들고, 탈락 세포들이 엉겨 모낭 구멍을 막는다. 피지, 모낭 내 세균, 탈락 세포들이 홍반, 부종, 고름을 생기게 한다.

• 《자연섭리건강법》에서 본 여드름

몸에 열과 지방이 많으면 발생. 열은 위로 올라가고 지방도 물보다 가벼워 위로 올라간다. 열이 지방을 밀고 올라가서 피부 표면으로 배출되는데 머리로 가면 탈모, 얼굴로 가면 여드름이 된다.

먼지가 모공을 막아 숨을 못 쉬면 염증이 발생 → 화농성 여드름이 된다.

나이가 들면서 열이 감소해서 여드름이 줄어들게 된다.

• 바른 생활습관

여드름은 기름기가 많은 지성 피부에 많이 발생하는데, 이러한 피부 타입은 근본적으로 오랜 기간 지속되며 어떤 치료를 받든지 쉽게 변하지 않는다. 단시간에 여드름을 완치시킬 수 있는 치료는 없으므로 꾸준한 피부 손질과 관리가 필요하다.

따뜻한 물로 얼굴을 씻는 것이 좋다. **특히 호박잎을 달여서 세안을 하면 여드름의 원인이 되는 지방을 녹여서 모공을 뚫어 준다.**

• 《자연섭리건강법》 치유

지방을 녹여 내고 열을 식히는 것이 필요하다.

지방을 녹여 냄	도라지 사포닌
열 식힘	대나무잎, 씀바귀[109]

근본 처방은 알로에, 씀바귀, 고정차, 다시마 등으로 장내 지방을 흡착해서 배설하는 것이다.

마스크팩	호박잎, 도라지 사포닌 엑기스 마스크팩
메디푸드 청	알로에, 씀바귀, 고정차, 다시마를 청으로 만들어 복용

---

109) 속열 내림에 좋다.

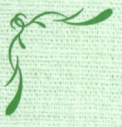
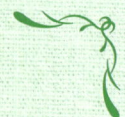

남성 질환

탈모
전립선 비대

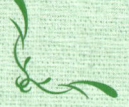
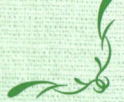

각론

탈모(脫毛)

● **개요**

두피의 성모(굵고 검은 머리털)가 빠지는 현상으로 서양인에 비해 모발 밀도가 낮은 우리나라 사람의 경우 약 10만 개 정도의 머리카락이 있으며 하루에 약 50~100개 정도의 머리카락이 빠지는 것은 정상적이며, 100개가 넘으면 병적인 원인에 의한 것일 가능성이 높다.

탈모증 중에서 빈도가 높은 것은 남성형, 여성형 탈모증과 원형 탈모증이며, 이들은 모두 흉터가 발생하지 않는다.[110]

● **《자연섭리건강법》에서 본 탈모**

뜨거운 물에 닭털이 뽑히는 것과 원리가 같다. 깊은 곳 속열이 상부로 치밀어 오르는 것으로 지방이 타면서 열이 나고 지방이 위로 올라간다.

지방으로 인해서 모근이 숨을 못 쉬어 탈모가 발생하며, 머리 정수리부터 빠진다.

---

110) 탈모는 흉터가 형성되는 것과 형성되지 않는 두 종류로 나눌 수 있으며, 흉터가 형성되는 탈모는 모낭이 파괴되므로 모발 재생이 되지 않는 반면, 흉터가 형성되지 않는 탈모는 모낭이 유지되므로 증상 부위가 사라진 후에 모발이 재생 가능하다.

- **바른 생활습관**

  남성형 탈모에 콩, 두부, 된장, 칡, 채소 등과 같은 이소플라보노이드 함유 음식이 도움이 될 수 있다.

  담배는 두피로 공급되는 혈류 양을 줄일 뿐 아니라 담배 연기 자체가 탈모를 유발할 수 있으므로 간접흡연도 피하는 것이 좋다.

  급격한 영양 섭취 제한과 다이어트, 급격한 정신적 스트레스 등은 탈모를 유발할 수 있어 주의해야 한다.

- **《자연섭리건강법》 치유**

  두피의 열을 내리고 지방을 제거하고, 모근이 튼튼하게 자라도록 단백질을 공급하는 것이 중요하다.

  호박잎 끓인 물로 머리를 감으면 두피의 지방을 제거, 모근 주위를 깨끗하게 한다.

두피 열 내림 (모근 시원하게)	도라지, 박하, 대나무잎
단백질 공급 (모근을 튼튼하게)	검은콩(쥐눈이콩), 계란 흰자
혈액 열 내림	느타리버섯, 미나리, 더덕, 곰취

* 지방이 두피로 올라가지 않게 차단

이들 재료를 중탕하여 음료나 환, 혹은 청으로 만들어 복용하면 탈모 예방 및 치유에 도움이 된다. 그리고 이들 재료로 샴푸, 비누, 에센스를 만들어 두피를 세정하는 것도 도움이 된다.

각론

전립선 비대증

• 개요

전립선은 남성 생식기관으로 정액을 생산하여 요도를 통해 배출시키는 기능을 한다.[111]

젊은 남성의 전립선은 호두알 정도 크기로 나이가 들수록 크기가 점점 커지는데, 지나치게 비대해지면 전립선 내부를 지나가는 요도를 눌러서 소변 장애 등 각종 증상을 일으키는 것이 '전립선 비대증'이다.

전립선 비대증 외에 전립선에 발생하는 질환으로는 염증이 생기는 '전립선염'[112]과 '전립선암'[113] 등이 있다.

전립선 비대증은 40대 이후부터 시작되어 60대에는 60~70%, 70세가 되면 거의 모든 남성에서 나타날 정도로 흔한 질환이다.

---

111) 정액의 약 60%는 정낭에서, 약 30%는 전립선에서, 나머지는 요도에서 생산되는 분비물로 구성되어 있다.
112) 염증으로 인해 배뇨 장애 또는 다리 사이 통증 등이 나타나며 소변을 볼 때 통증이 발생하기도 한다.
113) 초기에는 증상을 느끼지 못하는 경우가 많지만 암이 커지면 요도를 압박, 전립선비대증과 유사한 증상이 나타난다.

전립선 비대증으로 인해 소변을 본 후에도 방광이 일부 비워지지 않으면 방광에 남아 있는 소변으로 인해 요로감염(방광염)이나 방광 결석이 생길 위험이 높아진다.

- **《자연섭리건강법》에서 본 전립선 비대증**

음식 찌꺼기(영양소 덩어리)가 쌓여서 전립선 주머니가 커짐 → 방광을 누름 → 소변 마려움 → 정력 감퇴

- **바른 생활습관**

과일이나 일부 야채류에 포함된 식물성 에스트로겐이 전립선 비대증을 예방하는 역할을 할 수 있는 것으로 알려져 있다.

비만이나 고지방, 고콜레스테롤 음식 섭취 등이 전립선 비대증의 위험 요인이므로 식이 요법과 적당한 운동으로 적정 체중을 유지하는 것이 전립선 예방에 도움이 된다.

- **《자연섭리건강법》 치유**

따뜻하게 녹인 후 → 씨앗과 사포닌으로 청소해서 → 배설(이뇨)

따뜻하게 하는 작용[114]	마늘, 계피
오자연종환[115]	구기자, 토사자, 복분자(이뇨) 차전자(이뇨),오미자
사포닌 (비누 작용, 영양소 분해)	도라지, 더덕, 홍삼

이들 재료를 중탕하여 음료나 환, 혹은 청으로 만들어 복용하면 전립선 비대증 예방 및 치유에 도움이 된다.

---

114) 과유불급 : 따뜻해지면서 순환, 단 너무 따뜻하면 열이 위로 올라가 뇌압이 상승해 두통과 어지럼증이 발생한다.
115) 오자연종환(五子衍宗丸) : 신기부족(腎氣不足)으로 눈이 어두워지며 하지에 힘이 없고 발기부전 등의 증상을 개선하는 데 사용한다.

고령화(高齡化)와 노인 질환

우리나라는 2000년 전체 인구에서 65세 이상 노인 인구가 차지하는 비율이 7.2%에 달하면서 '고령화 사회'가 됐다. 그리고 2017년에 14.2%로 높아져 '고령 사회'로 진입했고, 2025년에는 20%를 넘는 '초고령 사회'가 될 것으로 예상된다.

고령화가 급속히 진행되면서 노인들의 만성 질병이 증가하고 있다. 노년기에는 급성 질병은 감소하고 만성 질병이 증가한다. 노인들의 만성 질환은 고혈압, 당뇨병, 퇴행성 관절염, 요통, 소화성 궤양, 골절, 천식 등이며 이로 인한 합병증으로 뇌졸중, 심근경색증 등이 있다.

노인 사망 원인

우리나라 노인의 3대 사망 원인은 암(癌), 심장 질환, 폐렴(肺炎)이다. 한 해 약 27~28만 명이 죽고, 사망자의 절반이 암, 심장 질환과 폐렴으로 목숨을 잃는다.

통계청에 따르면 2017년 국내 사망자는 28만 5,534명이었고, 원인은 암 7만 8,863명(27.6%), 심장 질환 3만 852명(10.8%), 뇌혈관 질환 2만 2,745명(8.0%) 순으로 사망자의 절반 정도(46.4%)가 암 및 심장·뇌혈관 질환 등 3대 질환으로 목숨을 잃었다.

통계청 자료 '2018년 사망원인 통계(2019.09.24. 발표)'에 따르면 3대 사망 원인은 암, 심장 질환, 폐렴으로 2017년 4위였던 폐렴이 3위에 올라섰다. 그리고 뇌혈관 질환, 고의적 자해(자살), 당뇨병, 간 질환, 만성 하기도 질환[116], 알츠하이머병, 고혈압성 질환 순으로 이들 10대 사망 원인이 전체 사망 원인의 68.8%를 차지했다.

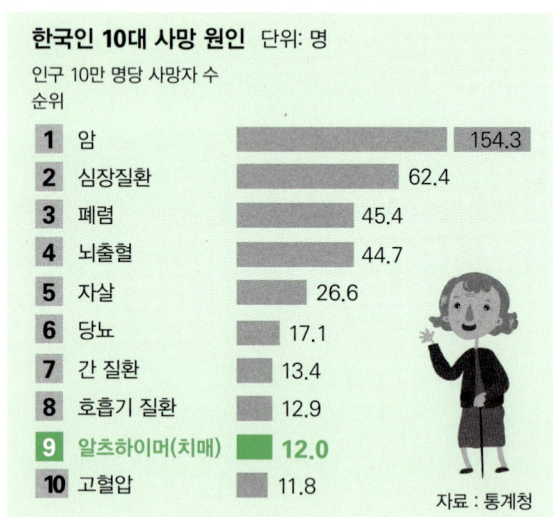

---

116) 하기도 질환은 만성 기관지염, 폐기종, 만성 폐쇄성 폐 질환, 천식, 기관지 확장증을 총칭하는 개념으로, 기침, 가래, 호흡 곤란 등의 증상이 나타난다. 감염 및 알레르기 유발 물질, 미세먼지 등에 의해 악화되는 것이 특징이며, 증상이 악화되면 사망에 이르기도 한다. 만성 기관지염, 폐기종, 만성 폐쇄성 폐 질환은 폐암의 위험 인자이기도 하다.

폐렴은 2004년 사망원인 10위에 진입한 이후 꾸준히 순위가 상승하고 있는데, 2018년의 경우 인구 10만 명당 사망률은 45.4명으로 전년 37.8명에 비해 20.1% 증가, 3위에 올랐다. 그리고 폐렴은 80세 이상 3위, 70대 4위로 고령층에서 높은 순위를 기록, 노인성 질환으로 자리매김하고 있다.

대표적인 노인성 질환인 알츠하이머병(치매) 사망률은 12.0명으로 2017년 9.8명보다 22.5% 증가(전년도 11위 → 9위로 2단계 상승), 지난 1983년 관련 통계 작성 이후 처음으로 10대 사망 원인에 진입했다.

반면 운수사고 사망률은 전년 10위에서 11위로 하락, 연 관련 통계 작성 이후 처음으로 10대 사망 원인에서 제외됐다.

남자의 3대 사망원인은 암, 심장 질환, 폐렴 순이었으며, 여자의 경우 암, 심장 질환, 뇌혈관 질환 순으로, 10대 사망 원인 중 남자가 여자보다 순위가 높은 사인은 폐렴, 고의적 자해, 간 질환 등이었으며, 여자가 남자보다 순위가 높은 사인은 뇌혈관 질환, 알츠하이머병, 당뇨병 등으로 나타났다.

남자는 전년 대비 폐렴(4위→3위)과 패혈증(12위→10위), 여자의 경우 알츠하이머병(7위→5위)과 패혈증(10위→9위)의 순위가 상승했다.

암(癌) 사망률 중 폐암 1위, 간암 2위, 대장암 3위

2018년 기준 인구 10만 명당 암 사망률은 154.3명으로 사망률이 100명을 넘는 것은 암(癌)뿐이다. 사망률 2위인 심장 질환(62.4명) 대비 91.9명이나 많다. 사망률 2위, 3위(폐렴 45.4명), 4위(뇌혈관 질환 44.7명)를 모두 합해야 152.5명으로 암 사망률에 미치지 못한다.

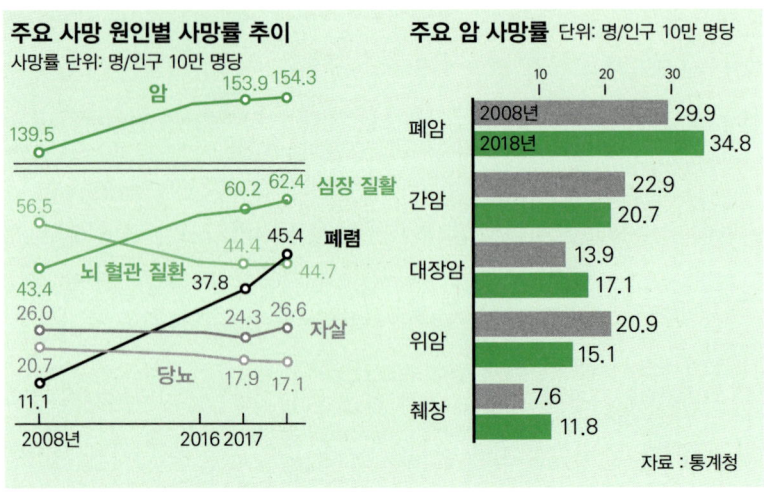

자료 : 통계청

2018년 암 사망률을 질환별로 보면 폐암이 34.8명으로 가장 높고, 이어 간암(20.7명), 대장암(17.1명), 위암(15.1명), 췌장암(11.8명) 순이다. 2017년 대비 전립선암(9.4%), 췌장암(4.2%)의 사망률은 증가한 데 비해 위암(-3.7%), 유방암(-1.9%), 간암(-1.2%)은 감소했다.

성별로 보면 남성(191.0명)이 여성(117.7명)에 비해 1.6배가량 높다. 남성은 폐암(51.5명)이 가장 높고, 간암(30.4명), 위암(19.9명) 순이며, 여성은 폐암(18.1명)이 가장 높고, 대장암(15.0명), 췌장암(11.1명) 순이다.

통합치료(현대의학+한의학 · 자연치유 등), 기능의학 선호

노인 질환의 경우 만성 기질환이 주류를 이루고 있는데, 현대의학과 더불어 체력 · 면역 기능 강화를 위한 한의학 · 자연치유 등을 도입한 통합의료 서비스를 선호하고 있다.

최근에는 복잡한 만성 질환을 예방하고 치료하는 학문으로 기능의학[117]이 각광을 받고 있다.

기능의학은 질병을 유발하는 물질대사의 이상 패턴을 찾아 그것을 영양학적 방법으로 치료함으로써 기능 회복을 목표로 하고 있다.

식습관 · 운동 등 생활습관의 개선, 영양 물질의 사용 등을 통한 치유, 특히 각 개인의 특징에 따른 식사 프로그램이나 비타민 · 미네랄 등 영양학적 처방을 통해 인체의 기능을 회복시키는 맞춤 영양 치료에 중점을 두고 있는 바, 기능의학은《자연섭리건강법》과 같은 원리라 할 것이다.

---

117) 기능의학(functional medicine)은 건강을 유지하기 위해 환경적 인자를 연구하고 정상적인 물질대사가 이루어지도록 하는 방법을 연구하는 학문으로 기능영양의학이라고도 한다.

요양원과 요양병원

환자 및 보호자, 돌봄과 치료가 가능한 요양병원 선호
통합 치료(현대의학+한의학·자연 치유 등), 기능 의학적 치료 선호

노인을 위한 요양기관으로는 요양원과 요양병원이 있는데 요양원은 돌봄 기능을, 요양병원은 의료기관으로서 치료와 돌봄 기능을 수행.

요양병원은 병원이기 때문에 치료와 요양이 필요한 환자라면 누구나 입원이 가능하며 치료와 더불어 돌봄 서비스를 제공.

요양원은 만 65세 이상 혹은 치매나 뇌졸중 등의 노인성 질환을 앓고 있는 노인, 그중에서도 장기 요양 등급 1, 2등급 판정을 받은 분들만 입소가 가능,[118] 이들에게 돌봄 서비스를 제공.

요양원과 요양병원 중 선택이 가능한 경우 비용 부담을 고려할 경우 비용이 저렴한 요양원을 선택하고, 경제적 상황이 허락하는 경우는 의사가 상주해 있어 돌봄과 치료가 가능한 요양병원을 선호.

특히 자녀들의 경우 부모님을 모실 때 요양병원은 부모님이 아파서 모신 것이지만 요양원에 모실 경우 부모님에 대한 성의가 부족하고 불효하는 것으로 여겨질 수 있어 요양원보다 요양병원을 선호.[119]

---

118) 노인 장기 요양보험은 1~5등급으로 시설 등급과 재가 등급으로 나눠지는데, 1~2등급은 시설 등급으로 요양원 입소가 가능하지만 3~5등급은 재가급여 혜택만 주어진다. 그러나 3~5등급자 가운데 자녀가 없거나, 주거 환경이 열악해 시설 입소가 불가피한 경우 등 시설 입소가 필요하면 재가 등급을 시설 등급으로 바꾸는 '급여 변경 신청서'를 제출해서 심사를 받으면 입소가 가능하다.
119) 요양원을 공립학교, 요양병원을 사립학교에 비유한다.

최근에는 일반 요양병원보다 암·재활·치매 등 전문적으로 특화된 서비스를 제공하는 요양병원을 선호하고, 한의학·자연 치유 등을 결합한 통합 치료와 맞춤 영양 치료에 중점을 두는 기능 의학적 치료를 선호.

요양원과 요양병원 비교

구분	요양원	요양병원	비고
시작	2008년 7월	1994년 1월	요양원 5,300개 요양병원 1,560개
법률	노인복지법 개인 및 법인 운영	의료법 의료인 및 의료법인 운영	
보험	노인 장기 요양보험	건강보험(의료보험)	
대상	치매 및 장기 요양 등급 환자	만성 질환자 수술 후 회복자	
주요 역할	돌봄 서비스	환자 상태에 따른 치료	
이용 절차	65세 이상, 장기 요양 등급 인증(1·2급) 받은 분	환자나 가족이 원하면 입원	3~5등급, 재가요양 이용 가능
서비스 내용	신체 활동 지원 (세면·배설·목욕 등) 일상생활 지원 (조리·세탁 등)	노인성 질병의 치료와 예방	
의료 서비스	요양보호사 중심 운영 상근 간호사 촉탁 의사 방문 진료	의료진 중심 운영 의사 및 간호사 상주	
입원비	장기 요양보험 80% 본인 20%	의료보험 80% 본인 20%	
간병비	장기 요양보험 지원	비급여 본인 부담 100%	
식비	비급여 본인 부담 100%	본인 부담 50%	
비급여	식사비, 간식비, 상급 침실 이용료	진료비, 약제비 제외한 소모품, 영양제, 구급차	상급침실 (1~3인용)

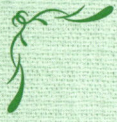
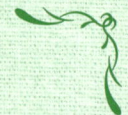

노인 질환

치매
파킨슨
골다공증
퇴행성 관절염
류머티즘 관절염
통풍
백내장
녹내장
황반변성
풍치

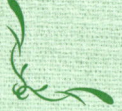
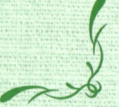

치매 예방

• 개요

치매는 뇌손상에 의해 기억력을 비롯한 인지 기능 장애가 생겨 정상적인 생활을 유지할 수 없는 상태를 의미하는데 '알츠하이머'와 '뇌혈관성 치매'가 대표적이다.

알츠하이머

알츠하이머(Alzheimer disease)는 치매를 유발하는 가장 흔한 원인 질환으로 전체 치매 환자의 50% 이상을 차지한다.

알츠하이머는 뇌신경 세포에 베타-아밀로이드[120]라는 단백질이 비정상적으로 축적되어 뇌신경 세포를 손상시켜 기능 장애를 일으키는 신경 퇴행성 질환으로 증상 완화제만 있을 뿐 치료법이 없다.

뇌신경 세포의 점진적인 손상으로 기억력과 언어 기능의 장애를 초래하고 방향 감각과 판단력 등이 상실되어 결국 스스로를 돌보는 능력마저 상실된다.

---

[120] 베타-아밀로이드는 낮에 뇌가 활동하면서 발생하는데, 밤에 잠을 자는 동안 뇌척수액이 이를 청소하여 몸 밖으로 배출한다.

혈관성 치매

혈관성 치매란 혈관이 막히거나 터지는 뇌졸중(중풍)에 의해 발생하는데 알츠하이머와 달리 뇌졸중을 예방하면 진행을 막을 수 있다.

혈관성 치매는 고혈압·당뇨병 등 성인병이 같이 있는 경우가 많아 바른 식사와 바른 운동 등 생활습관의 개선이 필요하다.

혈관성 치매 환자들은 증상이 갑자기 나빠지거나 인지 기능이 떨어지면 뇌출혈이나 뇌경색이 재발되었을 가능성이 있으므로 바로 의료기관을 방문하여 검진을 받고 치료를 받아야 한다.

● 《자연섭리건강법》에서 본 치매

뇌 산소 부족 → 뇌 수축(미세혈관 건조·축소) → 뇌 기능 퇴화

치매는 뇌에 공급되는 산소 부족으로 뇌의 미세 혈관이 건조·축소되면서 뇌가 축소되어 기능이 퇴화하는 것이다.

● 바른 생활습관

WHO는 '치매관련 가이드라인(2019.05.22. 발표)'에서 치매 예방을 위한 건강한 생활습관으로 규칙적인 신체 활동과 식단 관리, 금주·금연

등을 제시했다. 특히 인지 기능 감소를 줄이기 위한 걷기와 달리기 등 신체 활동이 중요하다. 술과 담배는 뇌의 인지작용과 신경 질환에 직결되는 위험성을 가지므로 금주 금연을 해야 한다.

낮에 축적된 베타-아밀로이드가 밤에 뇌척수액에 의해 청소가 되는데 수면 장애가 있을 경우 베타-아밀로이드 축적으로 치매 발병에 영향을 미치므로 치매 예방을 위해서는 수면 호르몬(멜라토닌)이 활발히 분비되는 밤 10시에서 새벽 2시 사이에 취침해야 한다. 낮에 30분 이상 햇볕을 쬐면서 산책을 하면 멜라토닌 분비가 활발해진다.

- 《자연섭리건강법》 치유

치매도 다른 모든 질병과 마찬가지로 예방이 중요하다. 폐를 튼튼하게 해서 산소를 많이 만들어서 공급하면 치매 예방이 가능하다. 이를 위해서는 폐에서 뇌로 산소를 공급하는 미세 혈관의 탄력을 증가시키는 음식물의 섭취가 필요하다.

아래의 식품들을 40살부터 꾸준히 먹어 주면 머리를 맑게 해 주어 기억력이 개선되며 치매 예방 효과도 있다.

조혈 및 어혈 제거	연꽃
혈관 탄력 증가	호두기름, 잣, 미나리씨
뇌 순환 기능 활성화	미나리 잎, 천마
혈관 내 노폐물 청소	오미자, 낫토
산소를 고르게 배분, 영양 공급	감태

 이를 식품으로 먹거나 이들 재료를 중탕으로 우려내어 음료나 환, 혹은 청으로 만들어 꾸준하게 복용하면 치매 예방에 도움이 된다.

파킨슨병

• **개요**

파킨슨병[121]은 퇴행성 뇌 질환의 일종으로, 중뇌에 위치한 흑질이라는 뇌 부위에서 도파민[122]을 분비하는 신경 세포가 서서히 소실되어 가는 질환으로, 걸음, 손동작, 말의 속도가 느려지고, 근육 강직으로 표정이 없어지며 세수, 화장, 목욕, 식사, 옷 입기 등의 동작이 느려져 일상생활을 수행하기 어려워진다.

파킨슨병은 일반적으로 미묘한 손의 떨림으로 시작하는 경우가 대부분이다. 떨림은 움직일 때보다 안정된 상태에서 나타나며 손과 다리 어느 한쪽에서 먼저 나타나는 경우가 많다.

파킨슨병의 증상들은 운동 기능과 관련된 것들이 많지만 비운동 증상도 동반되는 경우가 많은데, 소변 장애, 성기능 장애, 변비, 인지 기능 장애, 우울, 불안, 충동 조절 장애, 수면 장애 등도 나타난다.

---

121) 파킨슨병은 1817년에 제임스 파킨슨(James Parkinson)이라는 영국 의사가 손 떨림, 근육 경직, 자세 불안정 등의 특징적 양상을 보이는 환자들에게 '떨림 마비'라는 이름을 붙이면서 알려졌다.
122) 뇌 속에는 여러 가지 신경 전달 물질이 있는데 도파민은 운동에 필요한 신경 전달 물질이다.

파킨슨병은 주로 노년층에서 발생하는 질환으로 연령이 증가할수록 이 병에 걸릴 위험은 커진다.

파킨슨병 진단을 받게 되면 약물 치료를 하는데, 이는 파킨슨병을 완치하거나 진행을 중단시키는 것이 아니라, 부족한 도파민을 보충해서 환자가 일상생활을 유지할 수 있도록 해 주는 역할을 한다.[123] 도파민을 분비하는 신경 세포를 재생시키거나 신경 세포의 소실을 정시시키는 약물은 아직 개발되어 있지 않다.

- **《자연섭리건강법》에서 본 파킨슨병**

파킨슨병은 뇌 손상으로 인해 신경 신호 전달이 끊겨 떨림 현상이 나타나는 것으로 뇌 손상이 진행되면서 운동 장애는 물론 인지 기능 장애도 심해 정상적인 일상생활 수행이 어려워진다.

파킨슨병은 뇌손상으로 인한 질환이라 이를 진행 이전 상황으로 되돌리기는 어렵지만 적절하게 대응할 경우 현상 유지는 가능하다. 따라서 조기 발견이 중요하다. 조기 발견 시 운동 등 꾸준한 관리와 적절한 치유가 동반되면 안정적인 일상생활 유지가 가능하다.

---

[123] 대표적인 약물은 도파민의 원료(전구물질)인 레보도파(levodopa)로 위장관에서 흡수된 후 뇌에서 도파민으로 변환되어 파킨슨 환자의 부족한 도파민을 보충해 주는 역할을 한다. 그런데 레보도파 복용 후 3년에서 5년 정도가 지나면 약의 지속 시간이 짧아지고 약의 효과도 불규칙적이면서 몸이 꼬이는 등 상태가 악화되게 된다.

- **바른 생활습관**

파킨슨병 치유를 위해서는 바른 운동과 균형 잡힌 음식 섭취가 필요하며 특히 지속적인 운동이 가장 중요하다.

파킨슨병 초기부터 걷기, 가벼운 등산 등 운동을 꾸준히 할 경우 운동장애 증상을 완화하고 정상적인 일상생활을 할 수 있다.

병이 중증도로 접어들면 걷는 것이 힘들고, 같은 일을 하더라도 더 많은 시간이 필요해 점차 활동량이 줄어들지만 몸이 허용하는 한 지속적으로 운동을 하는 것이 좋다.

중기 이후 단계의 파킨슨병 환자는 넘어지기 쉬우므로, 실외는 물론 침실, 화장실 등 집 안에서 넘어지지 않도록 조심해야 하며, 걸려 넘어지기 쉬운 물건들이나 가구 등은 정리하는 것이 좋다. 넘어져 골절상 등으로 인해 운동을 못하게 되면 운동 기능이 더 떨어지므로 넘어지지 않도록 주의해야 한다.

- **《자연섭리건강법》 치유**

파킨슨병은 뇌손상으로 인한 질환이라 이를 진행 이전 상황으로 되돌리기는 어렵지만 적절하게 대응할 경우 현상 유지는 가능하다.

뇌손상으로 인해 신경 긴장과 근육 긴장이 지속되면서 운동 장애가 나타나는 만큼 신경 안정과 근육 긴장 완화, 산소 공급, 뇌혈류 개선 등의 치유가 필요하다. 특히 간의 피를 맑게 하여 뇌의 미세 혈관까지 순환이 원활해지면 치유가 빨라진다.

신경 안정	통밀 상추 대추 석화(굴껍데기)
근육긴장 완화	콩나물 칡뿌리
산소 공급	오미자 더덕, 도라지
뇌혈류 개선	천마 송이버섯
간 혈액 정화	미나리 콩나물 헛개 열매

이들 재료를 중탕하여 음료나 환, 혹은 청으로 만들어 복용하면 파킨슨병 치유에 도움이 된다.

각론

골다공증

• 개요

골다공증(骨多孔症)은 뼈의 강도가 약해져서 쉽게 골절되는 골격계 질환으로 뼈의 양을 측정하는 골밀도를 이용하여 진단한다.

뼈는 일정 시기에 성장이 멈추는 것이 아니라 일생 동안 생성과 성장, 흡수의 과정을 반복한다. 1년마다 10%의 뼈가 교체되어 10년이 지나면 모두 새로운 뼈로 교체된다.

20대~30대까지 골밀도가 가장 높고 그 이후로는 조금씩 감소하는데, 노화가 진행되면서 골다공증이 증가한다.

남성은 여성에 비해 골다공증의 발생이 훨씬 적다.[124] 여성의 경우 폐경에 의한 여성 호르몬 감소로 급격한 뼈의 감소를 초래, 폐경 후 5~10년 내에 급속도로 골밀도가 약해진다. 남성은 나이가 증가함에 따라 장에서 칼슘 섭취가 적어지고 뼈 생성도 감소하기 때문에 골다공증이 발생한다.

---

124) 50세 이상 여성의 약 40%, 50세 이상 남성의 경우 약 8%가 골다공증을 갖고 있는 것으로 알려져 있다.

노화, 폐경에 따른 호르몬 변화 등으로 인해 뼈의 감소량이 증가하고, 뼈 성분 변화로 뼈의 질이 나빠지고 골다공증이 진행되면 가벼운 충격에도 쉽게 골절이 발생한다. 노인의 경우 신체 기능 저하로 넘어져 뼈를 다치기 쉬우므로 주의해야 하며 특히 겨울에는 낙상이 발생하기 쉬워 더욱 관심을 기울여야 한다.

골다공증은 그 자체만으로는 거의 증상을 일으키지 않아 골절(骨折), 즉 뼈가 부러지기 전까지는 특별한 증상이 없어 방치하는 경우가 많은데, 증상이 없어도 과거 골절 경험이 있거나, 골다공증 골절 가족력이 있는 경우, 50세 이상 폐경 여성과 같이 골다공증 위험군에 속한다면, 정기적으로 골다공증 검사를 받는 것이 좋다.

- **《자연섭리건강법》에서 본 골다공증**

골다공증은 뼈를 구성하고 있는 칼슘과 아교질이 빠져나가면서 발생한다. 소뼈 등 동물 뼈를 삶으면 끈적끈적한 아교질이 빠져나오면서 뼈에 구멍이 뚫리는 현상을 볼 수 있는데 이러한 증상이 골다공증이다.

뼈는 칼슘과 아교질이 적절하게 결합해야 튼튼한데 어린이의 경우 아교질이 풍부해서 골절이 발생하지 않고 골절이 발생해도 잘 붙는 반면, 나이가 들수록 아교질이 부족해서 빙판에 넘어지는 등 낙상 시 골절이 잘 발생하고 붙는 속도가 느려지게 되는 것이다.

- **바른 생활습관**

골다공증 예방을 위해서는 금연과 금주를 실천하고 유산소 운동과 스트레칭, 제자리 뛰기 등 규칙적인 운동으로 적절한 골밀도를 유지해야 한다.

운동은 뼈를 튼튼하게 할 뿐만 아니라 근육 강화, 평형감각 유지 등에 도움이 되고, 낙상 위험이 줄어 골절 예방에 도움이 되므로 1주일에 3회 이상, 하루에 30분 이상 규칙적으로 운동하는 것이 좋다.

1주일에 2회 이상 약 15분 정도 햇볕을 쬐어 뼈에 필요한 비타민 D를 충분히 합성하도록 하며, 표고버섯 등 칼슘과 비타민 D가 풍부한 식품을 섭취하는 것도 좋다.

칼슘과 비타민 D는 뼈의 건강에 가장 중요한 영양소로 특히 칼슘은 뼈의 무기질 침착 및 뼈의 파괴 억제 기능을 갖고 있다.

비타민 D가 결핍되면 뼈가 약해지는 골연화증이 발생한다. 비타민 D는 식품 섭취와 자외선에 의한 피부 합성을 통해 체내로 공급되어 장에서 칼슘의 흡수를 증가시키고 뼈의 무기질 침착에 중요한 역할을 한다.

• 《자연섭리건강법》 치유

골다공증은 예방이 중요하다. 골다공증 골절은 재골절의 위험이 증가되기 때문에 아교질과 칼슘이 풍부한 식품 섭취 등 식이요법과 더불어 적절한 운동 등 낙상을 예방하기 위한 지속적인 노력이 동반되어야 한다.

일반적으로 칼슘과 비타민 D 섭취를 강조하고 있는데 아교질을 같이 섭취하는 것이 중요하다.

미역을 기름에 볶은 후 고아 먹거나, 물고기 껍질·동물 가죽 등 아교질이 풍부한 식품을 우슬(牛膝)과 함께 넣어서 고아 먹으면 골다공증 예방 및 치유에 도움이 된다.

각론

퇴행성 관절염

● 개요

관절이란 뼈와 뼈가 만나는 부위로 뼈와 뼈 사이가 부드럽게 운동할 수 있도록 연골, 인대, 힘줄, 근육 등으로 구성되어, 충격을 흡수하는 역할을 한다.

관절염은 세균 외상 등의 원인에 의해 관절에 염증이 생긴 것으로, 퇴행성 관절염, 류머티즘 관절염, 통풍 등이 있다.

퇴행성 관절염(골관절염)은 관절을 보호하고 있는 연골의 손상 등으로 인해 관절을 이루는 뼈와 인대 등에 염증과 통증이 생기는 질환으로, 관절의 염증성 질환 중 가장 많이 발생한다.

고령자들에서 질환이 많이 발생하고, 노화와 연관된 변화가 발생 위험을 증가시키기는 하나 노화 자체가 원인은 아니다.

가장 흔한 증상은 관절 부위의 국소적인 통증이며 대개 전신적인 증상은 없는 것이 류머티즘 관절염과의 차이점 중 하나이다.

- **《자연섭리건강법》에서 본 퇴행성 관절염**

 관절은 연골, 연골액, 막(근육)으로 구성

  − 관절 뼛속 혈액에서 연골과 연골액 생성, 윤활유처럼 채워 넣는다.
  − 관절 뼛속 염증 발생 : 골수염

 관절염은 열이 나고 염증과 부종이 발생 : 연골끼리 부딪히면서 상처 → 염증 유발 → 열 발생 → 연골이 녹으면서 부종이 발생한다.

- **바른 생활습관**

 날이 흐려지면 기압은 낮아지고, 습도는 높아져 관절 조직에 영향을 미친다. 낮은 기압은 관절 활액막의 신경을 압박하고, 높은 습도는 근육과 신경을 자극해 통증을 심화시킨다. 반면, 따뜻하거나 건조한 날씨에는 통증을 덜 느낀다.

 관절염 환자는 외부 변화에 민감해 날이 흐리면 삭신이 쑤시고 시린 증상 등 통증, 부종이 쉽게 발생한다.

 특히 장마철에 선풍기·에어컨 등을 오랜 시간 켜 두는 경우가 있는데, 차가운 바람이 근육을 뭉치게 해 신경을 압박하고, 혈액 순환을 어렵게 해 좋지 않다.

관절염 환자는 긴소매 옷을 입어 냉기 노출을 줄이고, 실내외 온도차를 5도 이상 나지 않게 하며, 습도 조절(관절 건강에 좋은 습도는 50% 내외)에도 유의해야 한다.

온돌·찜질방·온천 등을 이용해 혈액 순환을 원활하게 하고, 관절에 부담이 적은 수영·걷기 등 규칙적인 운동이 관절염 예방과 치유에 도움이 된다.

비만은 관절에 부담을 주므로 정상 체중 유지가 퇴행성 관절염 예방에 중요하다. 무리한 동작의 반복, 좋지 않은 자세 등이 관절의 퇴행성 변화를 유발할 수 있으므로 주의해야 한다.

- 《자연섭리건강법》 치유

관절염 치유를 위해서는 연골의 염증을 제거하고 뼛속 혈액 순환 기능을 활성화해야 한다.

연골 염증 제거	우엉씨, 도라지, 엄나무, 우슬
연골 내 염증·독소 배출[125]	늙은 호박, 칡뿌리, 대나무잎, 씀바귀
뼛속 혈액 순환 기능 활성화	장미꽃, 연잎, 목단꽃
연골 및 활액 재생	유근피, 율무, 닭발(뼈)
열 내림	미나리 줄기

이들 재료를 중탕으로 우려내어 음료나 환, 혹은 청으로 만들어 꾸준하게 복용하면 관절염 예방 및 치유에 도움이 된다.

---

125) 연골과 활액을 감싸고 있는 근육 외부 혈관 순환 활성화 → 연골 내 염증·독소 배출.

각론

류머티즘 관절염

● 개요

관절은 뼈와 뼈를 연결시켜 주는 곳으로 관절액(활액)을 생성하는 얇은 막인 활막으로 둘러싸여 있다. 류머티즘 관절염은 활막의 지속적인 염증 반응이 특징이며 손과 손목, 발과 발목 등 여러 관절에서 염증이 발생하는 다발성 만성 염증성 질환이다.

류머티즘 관절염은 퇴행성 관절염에 이어 만성 관절염 중 두 번째로 많은 질병이며, 35~50세 사이에 흔하게 나타나며, 남녀 비율은 1:3 정도로 여성에게 많이 발생한다.

제대로 치료를 하지 않을 경우, 일상생활에 장애를 초래하고 통증 · 피로감 · 우울증 등으로 인해 삶의 질이 저하되고 수명이 단축될 수 있다.

류머티즘 관절염은 자가 면역 질환[126]의 하나로 림프구가 우리 몸의

---

126) 면역은 외부에서 침입하는 세균으로부터 우리 몸을 막아 주는 기능을 말하며 면역에서 림프구는 중요한 역할을 한다. 자가 면역이란 외부로부터 인체를 지키는 면역계의 이상으로 오히려 자신의 인체를 공격하는 현상으로, 림프구가 우리 몸의 일부를 외부에서 침입하는 세균으로 잘못 인식하여 공격을 하면 여러 질환이 생기게 되는데 이것을 자가 면역 질환이라고 한다.

일부인 활막을 공격해서 관절과 주위의 뼈를 파괴하며, 피로감·발열·식욕 감퇴 등 전신적인 증세의 원인이 된다.

류머티즘 관절염은 발생 후 초기 진단 및 치료가 중요하다. 초기 증상은 손발의 관절이 붓고 아프며, 관절이 뻣뻣해서 펴지지 않는 증상이 1시간 이상 지속되고, 열감이 느껴지기도 한다.

● **《자연섭리건강법》에서 본 류머티즘 관절염**

관절 뼛속 혈관이 막혀서 류머티즘 관절염으로 진행된다.

- 연골과 연골액(활액) 생성이 저하·중지
- 연골끼리 붙으면서 관절 변형

● **바른 생활습관**

비만, 체중 증가는 관절에 부담을 주므로 소식(小食) 등 바른 식사를 통해 적정 체중을 유지해야 하며 가벼운 운동을 통해 근력을 강화해야 한다.

증상이 악화됐을 때는 염증이 개선되도록 쉬되, 염증이 가라앉으면 가벼운 운동을 통해 근력을 강화하는 것이 좋다. 운동의 종류에 따라 관절 손상이 증가할 수 있으므로 전문가의 자문을 받는 것이 필요하다.

- **《자연섭리건강법》 치유**

관절 뼛속 혈관이 막혀서 류머티즘 관절염으로 진행되므로 뼛속 혈관 내 어혈 제거, 연골 염증 제거, 연골 활액 재생 등이 필요하다.

뼛속 혈관 내 어혈 제거	장미꽃, 연꽃, 목단꽃, 홍화꽃
연골 염증 제거	인동꽃, 도라지, 아카시아 가시, 탱자
뼛속 혈액 순환 기능 활성화	엉겅퀴잎, 거머리, 낫토, 솔잎, 코스모스잎 (순환제), 세신(쪽두리풀)
연골 활액 재생	팽이버섯, 알로에 속, 우슬, 율무, 유근피, 닭발(뼈)

이들 재료를 중탕으로 우려내어 음료나 환, 혹은 청으로 만들어 꾸준하게 복용하면 류머티즘 관절염 예방 및 치유에 도움이 된다.

각론

통풍(痛風)

● 개요

통풍은 우리가 섭취하는 고기·생선 등에 있는 푸린(필수 아미노산)이 대사를 거쳐 요산[127]으로 만들어진 뒤 소변으로 배출돼야 하는데, 체내에 쌓여 발생하는 질환이다. 혈액 내 요산 농도가 높아지면서 요산염[128] 결정이 관절부근에 쌓여 통증을 유발하는 것이다.

요산염 결정이 쌓이면 관절에 염증이 발생하여 극심한 통증을 동반[129]하는 발작을 일으키며, 통풍 결절(tophi)이 침착되면서 관절의 변형이 발생하게 된다.

관절 이상 외에도 요산에 의해 콩팥에 돌이 생기는 콩팥돌증(nephrolithiasis, 신석증) 등 다양한 신장 질환을 유발하기도 한다.

통풍은 요산이 과다 생성되는 유형(과다 생성형)과 생성된 요산이 제대

---

127) 음식을 통해 섭취되는 푸린(purine)을 인체가 대사하고 남은 산물이다.
128) 요산이 나트륨과 결합, 혈액·체액·관절액에 나트륨 요산염 형태로 존재한다.
129) 요산이 나트륨과 반응하여 바늘 모양의 결정인 나트륨 요산염이 만들어지는데 면역 체계가 이를 이물질로 인식해 백혈구가 공격하면서 염증 반응이 일어난다. 발끝 등 체온이 낮은 곳일수록 결정이 잘 생겨 통증이 심하다.

로 배출되지 않는 유형(배출 저하형)이 있는데 국내 환자는 90%가 배출 저하형이다.

통풍은 나이가 많을수록, 혈중 요산 농도가 높을수록 발병 가능성이 높아지며 여성보다 남성들에게 많이 발생한다.[130]

● 《자연섭리건강법》에서 본 통풍

고기 및 어패류 등의 섭취로 혈액 내에 요산이 축적 → 아래쪽(발쪽)에 쌓임 → 삐쭉삐쭉하게 결합해서 통증과 염증을 유발하는 것이 통풍이다.

● 바른 생활습관

고기 어패류 등 고단백 식품을 섭취하면 체내에서 요산 생성이 증가하게 되므로 현미 잡곡밥 중심의 식사가 바람직하다.
알코올은 체내에서 요산 합성을 증가시키고 소변으로의 요산 배설을 억제하므로 금주해야 한다. 술 중에서도 효모가 들어 있는 맥주나 막걸리 등 곡주에는 푸린이 많이 함유되어 있어 혈중 요산치를 증가시키므로 주의해야 한다.

---

[130] 남성은 신장의 요산 배출 능력이 나이가 들수록 감소하는 데 반해 여성은 폐경 이전까지는 여성 호르몬의 영향으로 배출 능력이 유지되기 때문이다.

고기·생선과 맥주 등 푸린이 많은 음식을 피하고 요산수치 낮추는 알칼리성 식품을 섭취해야 한다. 2016년 식품의약품안전처 간행물 〈약과 음식 상호작용을 피하는 복약안내서〉에 따르면 알칼리성 식품은 소변을 알칼리화하여 소변에 녹을 수 있는 요산의 양을 늘려주어 통풍 치료 효과를 높이는 데 도움이 된다.

알칼리성 식품에는 미나리, 엉겅퀴, 목천료(개다래 열매), 스피루리나·클로렐라 등이 있다.

● 《자연섭리건강법》 치유

혈액 내 요산 수치를 감소시키는 것이 중요하므로 알칼리성 식품과 요산 배출을 돕는 셀러리 씨앗 등을 꾸준하게 섭취하는 것이 좋다.

목천료를 술로 우려낸 후 이를 끓여서 조청으로 만든 후 파우더를 추가하여 환이나 과립으로 만들어서 복용하면 통풍의 예방 및 치유에 도움이 된다.

각론

백내장(白內障)

• **개요**

백내장은 카메라 렌즈 역할을 하는 눈의 수정체가 혼탁해지면서 시력장애를 유발하는 질환이다. 주요 증상으로는 눈에 안개가 낀 것처럼 뿌옇고 흐린 시야, 겹쳐 보임, 눈부심 등이 있다.

수정체가 망막에 물체의 상을 정확하게 초점을 맞추어야 물체가 또렷하게 보이는데, 수정체가 혼탁해져 있어 흐린 유리창을 통해 외부를 보는 것처럼 물체를 정확하게 볼 수 없게 되는 것이다.

백내장은 유전적인 원인 등에 의해 선천적으로 발생하는 경우도 있지만, 노화·외상, 눈 속 염증, 독소 등에 의해 발생하는 후천성 백내장이 대부분이다.

백내장은 중·장년층 및 노년층에서 많이 발생하는데, 수술을 통해 시력 회복이 가능하지만, 방치할 경우 실명 위험이 있는 만큼 조기 발견 후 적절한 치료가 중요하다.

백내장이 진행될수록 수정체가 더욱 혼탁해지고 굳어지면서 수술이

까다로워지고, 녹내장 등의 합병증 발생 우려가 높기 때문에 적기에 치료를 해야 한다.

- **《자연섭리건강법》에서 본 백내장**

미열 발생 → 수정체가 마르면서 탁해짐

수정체는 단백질 수액('계란 흰자'에 해당)에 해당하는데 투명한 계란 흰자가 열을 받으면 불투명하게 바뀌는 것은 계란 흰자를 구성하는 단백질이 열에 의해 변성되기 때문인데 백내장의 경우도 수정체 속의 단백질이 미열로 인해 수정체가 마르면서 뿌옇게 흐려지기 때문에 발생하는 질환이다.

- **바른 생활습관**

백내장 등은 고령층에게서 주로 발병하는 노인성 안질환으로 예방을 위해서는 생활습관 및 식습관에 주의를 기울여야 한다.

자외선은 수정체를 구성하는 단백질 성분을 변성시켜 백내장을 유발하므로 자외선에 눈이 노출되지 않도록 하는 것이 중요하다.

과다 체중일 경우 당뇨병 발병률이 높아지는데 이는 백내장 발병률 증가로도 이어지므로 적절한 체중 관리도 필수다.

당근, 케일, 시금치 등은 눈 건강에 좋은 루테인이 다량 함유된 식품을 섭취해야 한다. 빨간 피망·양배추 등 비타민 C가 풍부한 식품 섭취는 항산화 작용으로 안구 노화 지연에 도움이 된다.

- **《자연섭리건강법》 치유**

백내장은 미열 발생으로 인해 수정체가 마르면서 혼탁해지는 질환이므로 열을 내리고 수분을 공급하는 것이 중요하다.

열 내림	대나무잎, 국화, 페퍼민트, 카모마일
수분 공급	돌나물, 오이

이들 재료를 중탕으로 우려내어 음료나 환, 혹은 청으로 만들어 꾸준하게 복용하면 백내장 예방 및 치유에 도움이 된다.

각론

녹내장(綠內障)

• 개요

녹내장은 눈으로 받아들인 빛을 뇌로 전달하는 시신경이 눌리면서 시야 손상을 초래하는 안질환이다. 시야각이 좁아지거나 점점 어두워지는 것이 특징이다. 시신경에 이상이 생기게 되면 시야 손상이 발생하고 이를 방치할 경우 실명(失明)에 이르게 된다.

녹내장은 안압이 높아서 발생하는 경우도 있지만[131], 안압이 정상 수준이어도 안압 변동 폭이 크거나 시신경으로 가는 혈액 순환 이상 등이 발병 원인으로 꼽힌다.[132]

• 《자연섭리건강법》에서 본 녹내장

녹내장은 망막 뒤 혈관이 막혀 녹색으로 부패하는 질환이다.

---

131) 눈 속에는 각막과 수정체에 영양을 보내기 위해 방수라고 하는 투명한 액체가 순환하고 있다. 또한 방수는 안구의 형태를 유지하는 역할을 하는데 안압(眼壓)이란 이러한 안구의 형태를 유지하는 눈의 압력으로, 안압 상승은 방수가 적당히 빠져 나가게 하는 능력이 저하되어 방수의 생산과 배출이 불균형해진다.
132) 우리나라 녹내장 환자들은 안압이 정상 범위임에도 불구하고 녹내장이 발생하고 진행하는 '정상 안압 녹내장'이 전체 녹내장의 80% 가까이를 차지하고 있다.

● 바른 생활습관

안질환 예방을 위해서는 바른 생활습관 및 식습관이 중요하다. 특히 자외선은 망막 손상의 원인이 될 수 있어 자외선에 눈이 노출되지 않도록 하는 것이 필수다.

눈 건강에 유익한 식품을 꾸준히 섭취하는 것도 중요하다. 당근·케일·시금치 등은 눈 건강에 좋은 루테인이 다량 함유된 식품이다.

루테인은 혈액을 통해 안구 조직 내 황반에 축적돼 눈 건강 개선 효과를 나타낸다. 피망, 양배추 등 비타민 C가 풍부한 식품의 경우 항산화 작용에 따른 안구 노화 지연 효과가 있다.

● 《자연섭리건강법》 치유

조혈 → 피 순환 활성화로 부패한 부분을 씻어 내는 것이 중요하다.

조혈, 피 순환 활성화	미나리, 연잎, 연근, 사과, 카모마일, 코스모스잎, 솔잎
염증이 있는 경우	인동꽃 추가

이들 재료를 중탕으로 우려내어 음료나 환, 혹은 청으로 만들어 꾸준하게 복용하면 녹내장 예방 및 치유에 도움이 된다.

각론

황반변성(黃斑變性)

● 개요

황반(黃斑)은 망막의 제일 중심부로 중심 시력을 담당한다. 황반변성은 황반에 이상이 생겨 심각한 시력 장애를 초래하는 질환이다. 글자가 휘어져 보이거나 끊어져 보이고, 중심 시력이 떨어지는 증상 등이 나타난다.

황반변성은 녹내장과 함께 실명을 일으킬 수 있는 안질환으로 고령화 및 흡연 · 고혈압 · 자외선 노출 등에 의해 발병한다.

자각 증상이 나타나면 병원에 가서 검진을 받는 것이 중요하다. 한쪽 눈에서만 증상이 발병하면 자각 증상이 없는 경우가 많아 정기적인 안과 검진을 통해 질환을 조기 발견하는 것이 필요하다.

● 《자연섭리건강법》에서 본 황반변성

황반변성은 발병하면 치료가 어려운 만큼 예방이 중요하다.

안구 주변을 시원하게 해 주며 눈 주변을 자주 마사지하고 미세 혈관이 막히지 않게 열을 내려 준다.

특히 컴퓨터 모니터와 휴대폰 액정을 너무 밝게 해서 오래 보는 습관을 바꾸어야 한다.

● **바른 생활습관**

안질환 예방을 위해서는 바른 생활습관 및 식습관이 중요하다. 특히 자외선은 망막 손상의 원인이 될 수 있어 자외선에 눈이 노출되지 않도록 하는 것이 필수다.

눈 건강에 유익한 식품을 꾸준히 섭취하는 것도 중요하다. 당근·케일·시금치 등은 눈 건강에 좋은 루테인이 다량 함유된 식품과 등 푸른 생선·녹황색 채소 등 항산화 성분이 많은 음식, 그리고 아연이 풍부한 호박씨·해바라기씨 등을 자주 섭취해야 한다.

● **《자연섭리건강법》 치유**

눈을 시원하게 하는 국화차나 맨드라미씨[133]를 볶아서 차(茶)처럼 복용하면 망막에 있는 혈관을 깨끗하게 하여 망막 순화 기능을 강화한다.

국화나 맨드라미씨를 중탕으로 우려내어 음료나 환, 혹은 청으로 만들어 꾸준하게 복용하면 황반변성 예방 및 치유에 도움이 된다.

---

133) 맨드라미씨의 한약명은 청상자(靑箱子)로, 간의 열을 내리고 눈을 밝게 하는 효능을 가지고 있다.

풍치(風齒) : 치은염, 치주염

● 개요

풍치(風齒)는 치은염(gingivitis)과 치주염(periodontitis)으로 나뉜다. 염증이 잇몸(치은) 즉, 연조직에만 국한된 형태를 치은염, 염증이 잇몸과 잇몸 뼈 주변까지 진행된 경우를 치주염이라고 한다. 치은염은 치주염에 비해 증상이 가볍고 회복이 빠르다.

풍치, 즉 치주 질환은 20세 이상 성인의 과반수, 40세 이상 장년층과 노년층의 경우 80~90%에서 발생하는 흔한 질환이다.

치주 질환의 원인은 치아에 형성되는 플라크(plaque, 치태)라는 세균막이다.[134] 플라크가 제거되지 않고 단단해지면 치석이 되는데, 치석은 표면이 거칠어 세균막이 점점 더 쌓이기 좋은 상황이 된다. 잇몸 근처에 부착된 세균막 주변 조직에 염증 반응이 나타나고 이로 인해 치아를 지탱하는 조직이 손상되는 것이다.

---

134) 입속에는 300여 종의 세균들이 있는데, 음식을 섭취하면 세균들이 음식·침과 섞여서 치아에 부착되어 얇은 막을 만드는데 이를 플라크(치태 齒苔)라고 한다. 이(齒)를 제대로 닦지 않으면 치태가 굳어 돌처럼 되는 것을 치석이라고 하며 치석의 표면에 세균들이 부착하여 번식함으로써 잇몸 염증을 일으키게 된다.

치은염은 염증 반응이 표층 연조직에만 나타나는 단계이고, 이 틈 (sulcus)[135]의 잇몸 선 아래 부분에 침투하여 치주 인대와 주변 골조직까지 손상되는 것이 치주염이다. 염증이 진행될수록 잇몸과 치아 사이가 벌어지고 치아가 흔들리게 되는데 이를 방치할 경우 치아가 빠지기도 한다.

치은염은 일반 염증 증상처럼 잇몸이 빨갛게 붓고 출혈이 발생할 수 있다. 치주염으로까지 진행된 경우에는 구취가 나며, 치아와 잇몸 사이에서 고름이 나오고, 씹을 때 불편하고 치아가 흔들리기도 한다.

●《자연섭리건강법》에서 본 풍치

잇몸 내 혈관(연골 내 미세 혈관)의 혈액순환에 문제가 있을 경우 풍치가 발생한다. 따라서 풍치를 예방하거나 치유하기 위해서는 잇몸 내 혈관의 혈액순환을 원활하게 하여 잇몸 내 연골이 이(齒)를 꽉 물고 있도록 해야 한다.

● 바른 생활습관

치주 질환을 예방하기 위해서는 양치질을 통해 치태와 치석의 형태로 존재하는 세균을 없애는 것이 중요하다. 식사 후에는 반드시 양치질을 하고, 치실과 치간 칫솔을 사용하여 치아 인접면을 깨끗이 한다.

---

[135] 치아와 잇몸(치은) 사이에 치은열구라 불리는 V자 모양의 좁은 틈(sulcus).

정기적인 치과 검진과 스케일링을 받는 것도 잇몸 질환 예방에 효과적이다.

치아 주변 조직의 뼈는 한번 손상되면 회복이 어려우므로 뼈가 손상되기 전에 치료를 받는 것이 좋다. 치주 질환은 관리가 소홀하면 재발하기 쉬우므로 6개월 간격으로 스케일링을 받는 등 지속적인 점검 및 관리가 필요하다.

균형 잡힌 식사와 금연, 규칙적인 운동 등을 통해 면역력을 증가시키는 것이 치주 질환의 예방 및 치유를 위한 최선의 방법이다.

● 《자연섭리건강법》 치유

잇몸 내 혈관(연골 내 미세혈관)의 혈액 순환을 원활하게 하고 잇몸 내 연골이 이(齒)를 꽉 물고 있도록 힘을 강화해야 한다.

혈액 순환	계피, 도라지(혈관 청소) 장미꽃(어혈 제거)
연골 움켜쥐는 힘 강화	모과(움켜쥐는 힘) 도토리(움켜쥐는 힘)
염증 제거	우엉씨, 노니(세포 재생, 염증 제거)

이들 재료를 중탕으로 우려내어 음료나 환, 혹은 청으로 만들어 꾸준하게 복용하면 풍치 예방 및 치유에 도움이 된다. 또한 이들 재료를 사용하여 치약을 만들어 사용해도 도움이 된다.

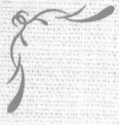
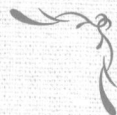

공통 질환

감기
대상 포진
디스크
만성 염증
만성 통증

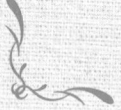
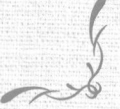

각론

감기(感氣) : 상한(傷寒)

- **개요**

감기(感氣)(Common cold)는 바이러스를 포함한 여러 병원체에 의한 호흡기 질환으로 성인은 평균적으로 연간 2~3회, 소아는 6~8회 가량 걸린다.

한의학에서는 감기를 감모(感冒)라고 하며 바람과 추위에 의한 질환이라는 의미로 상풍(傷風), 상한(傷寒)이라고도 한다. 인체의 방어 기능인 위기(衛氣, 현대의학으로 면역력)가 약해져 외사(外邪, 바람 추위 등 외부의 좋지 않은 기운, 현대의학의 바이러스 감염)가 침입하여 발병한다.

대부분 일주일 정도가 지나면 자연적으로 치유가 된다. 감기 치료를 하는 경우 바이러스를 없애는 것이 아니라 콧물 기침 등 불편한 증상을 완화하는 것이다.

- **《자연섭리건강법》에서 본 감기**

냉기가 몸속으로 들어오는 것이 감기(感氣)로 인체의 면역력이 약해져서 발병하는 것이다.

따라서 냉기를 몰아내기 위해 열이 나는 등의 증상이 나타나는 것이다.

● **바른 생활습관**

바이러스는 손을 통해 코나 눈의 점막을 통해 전염된다. 기침이나 재채기할 때 발생하는 기도 분말에 의해 전염이 되기도 한다. 따라서 외출 후에는 반드시 손을 씻어야 하며, 코나 눈을 만지지 않아야 한다.

65세 이상의 노인 및 면역 기능 저하, 당뇨, 암, 만성 신질환, 만성 간질 환자, 집단 시설 수용자 등 합병증에 의한 사망률이 높은 고위험군과 이들을 자주 접하는 의료인, 간병인, 가족들의 경우 예방 접종을 받는 것이 바람직하다.

● **《자연섭리건강법》 치유**

1단계	냉기를 못 몰아낼 경우 땀으로 배출 : 이불을 뒤집어쓰거나 온욕으로 땀을 배출(취한[136] 取汗)
2단계	포도주나 막걸리 정종 등에 대파 생강을 넣고 끓여서 먹는다. 순환 → 땀구멍 열어 줌 → 수분(냉기) 빠져나감
3단계	편도 기관지에 염증 발생 : 우엉씨, 인동꽃, 도라지, 더덕 사용

이들 재료를 중탕으로 우려내어 음료나 환, 혹은 청으로 만들어 꾸준하게 복용하면 감기 예방 및 치유에 도움이 된다.

---

136) 병을 다스리려고 몸에 땀을 내는 일을 말한다.

각론

대상 포진 : 섬유 근육통

● 개요

　대상 포진은 수두-대상 포진 바이러스[137]가 몸속에 잠복하고 있다가 활성화되면서 발생하는 질병이다. 피부에 발진과 물집 형태의 병변이 나타나고 해당 부위에 통증이 동반된다.

　대상 포진은 과로, 스트레스 등으로 인해 면역력이 떨어지면 발생하는 질환으로 면역 결핍 바이러스(HIV) 감염 환자, 장기 이식이나 항암 치료를 받아 면역 기능이 떨어진 환자 등에서 많이 발생한다.

　대상 포진은 몸의 신경을 따라서 퍼지는데 신경은 척추에서 오른쪽, 왼쪽으로 한 가닥씩 나와 있기 때문에 대상 포진에 걸리면 몸의 한쪽에만 통증과 수포를 동반한 피부 병변이 발생한다. 감각 신경과 운동 신경 중 주로 감각 신경에 침범한다.[138]

---

137) 원인 병원체인 수두-대상 포진 바이러스는 어린이가 흔히 걸리는 수두 원인체와 동일 바이러스이다. 소아기에 이 바이러스에 감염되면 수두를 앓고 난 후에도 바이러스가 사라지지 않고 신경절에 잠복해 있다가 면역력이 약해지면 바이러스가 신경을 타고 피부로 내려와 염증을 일으키는데, 심할 경우 염증이 전신으로 퍼질 수도 있다.
138) 전체 환자의 5% 미만에서 운동 신경 침범 발생, 이 경우 운동 신경 마비로 팔이나 다리의 움직임이 불편한 경우도 있다.

이 병은 발생 부위에 따라 합병증이 나타나는데, 눈 주위에 발생한 경우에는 결막염 등 안질환, 안면부나 귀에 생긴 경우 안면 신경 마비 등이 발생할 수 있으며 방광 부위에 발생하면 소변을 못 보는 경우가 있다.

가장 심각한 합병증은 포진 후 신경통으로, 발진이 사라지고 통증이 1개월 이상 지속되는 경우를 말한다. 이 통증이 만성화되면 불면증·우울증이 나타나는 등 삶의 질을 떨어뜨리게 된다.

현재 원인 바이러스를 완전히 퇴치할 수 있는 약제는 없다. 따라서 초기에 항바이러스제를 투약[139]하고 포진 후 신경통의 발생을 예방하는 것이 중요하다.

- **《자연섭리건강법》에서 본 대상 포진**

스트레스로 인해 신경이 국소적으로 긴장, 열이 나서 수포(수독)가 발생, 바이러스가 자라기 좋은 상황(열과 수포)으로 인해 잠복 상태로 있던 수두 바이러스가 활성화되면서 대상 포진이 발생한다.

- **바른 생활습관**

대상 포진을 예방하기 위해서는 평소 규칙적인 생활과 적당한 휴식을

---

[139] 수포 발생 3~5일 이내에 항바이러스 치료를 받으면 대부분 일주일 이내에 증상이 개선된다. 통증이 심할 경우 진통제를 처방하기도 한다.

통해 스트레스 발생을 막고 과음 · 과식 · 과로 등을 피해야 한다.

대상 포진에 좋은 음식은 면역력 증진 효능이 있는 양파, 마, 버섯, 녹차 등이 있다.

● **《자연섭리건강법》 치유**

바이러스가 서식하기 좋은 환경(열과 수포)를 제거해야 하므로 피부 표면의 수분을 배출하고 열을 내리는 것이 중요하다.

피부 표면 수분 배출[140]	옥수수염
피부 표면 열 내리기	박하, 대나무잎, 인동꽃, 율무

이들 재료를 중탕으로 우려내어 음료나 환, 혹은 청으로 만들어 꾸준하게 복용하면 대상 포진 예방 및 치유에 도움이 된다.

---

[140] '늙은 호박'은 깊은 곳의 수분 배출에 사용한다.

각론

디스크 : 추간판 탈출증

• 개요

　디스크(추간판) 탈출증이란, 척추에서 충격을 완화하는 디스크에 손상이 생기고 척추관(신경과 혈관이 지나가는 통로) 쪽으로 밀려 나와 신경을 압박하는 증상으로, 경추(목등뼈)에서 발생할 경우 목 디스크, 요추에서 발생할 경우 허리 디스크라고 한다.

　현대인에게 가장 흔한 질병중 하나로 컴퓨터 업무 처리가 늘어남에 따라 환자 수도 증가 추세에 있다.

　허리 디스크 환자의 증상은 요통과 함께 다리가 아프고 저리는 등 다리 감각 이상이 나타난다. 드물긴 하나 대소변 및 성기능 장애, 하지 마비가 나타나기도 한다.

• 《자연섭리건강법》에서 본 디스크

　척추뼈를 지지하는 인대가 힘이 없어 늘어져, 디스크 판이 탈락하면서 신경을 압박하게 된다.

- **바른 생활습관**

  허리 운동을 꾸준하게 하는 것이 허리 디스크 및 이로 인한 요통의 예방 및 치유에 도움이 된다. 30분 정도 평지나 낮은 언덕 걷기, 자전거 타기, 수영 등 유산소 운동이 좋다.

  비만인 경우 디스크의 위험이 증가하므로 체중 감량을 위한 식사를 하여야 한다.

  무거운 물건은 무리하게 들지 말고, 물건을 들 때에는 몸에 가깝게 붙여서 들고, 무릎을 굽히고 허리는 편 자세를 유지해야 한다.

  의자에 앉을 때에는 등받이가 약간 뒤로 기울어진 의자에 허리를 펴고 앉는다. 엉덩이를 등받이에 대고 깊숙이 앉아야 하며, 20~30분마다 한 번씩 스트레칭을 해 주는 것이 필요하다.

  운전할 때에는 좌석을 운전대에 가깝게 하고 허리에 쿠션을 받쳐서 지지하는 것이 좋다.

  푹신한 바닥보다 단단한 바닥에서 자는 것이 바람직하며, 큰대자로 자거나 엎드려 자는 것보다 옆으로 돌아누워서 자는 것이 좋다.

● 《자연섭리건강법》 치유

척추뼈를 지지하는 인대 섬유 근육의 탄력을 강화하고 신경의 염증을 제거하는 것이 중요하다.

인대 섬유 근육 탄력 강화	콩나물, 칡뿌리, 두충껍질, 방풍나물
신경 염증 제거	우엉씨, 도라지, 탱자
신경 주위 혈관 어혈 제거	장미꽃, 연꽃

이들 재료를 중탕으로 우려내어 음료나 환, 혹은 청으로 만들어 꾸준하게 복용하면 디스크 예방 및 치유에 도움이 된다.

각론

만성 염증(慢性炎症)

● 개요

염증(炎症)은 생체 조직이 손상을 입었을 때에 일어나는 방어 반응이다. 상처 주위의 피부가 붓고 발열과 통증을 동반하는 염증은 외부의 공격으로부터 몸을 보호하기 위한 면역 반응이다.

염증은 치유가 끝나면 사라지는 것이 일반적인데 원인이 완전히 제거되지 않거나 면역력이 저하된 경우 염증이 오래 지속되는 만성 염증으로 발전할 수 있다.

만성염증은 염증 반응이 계속해서 일어나 염증이 혈관을 타고 퍼져나가 몸 곳곳에서 문제를 일으켜 '만병의 근원'으로 불린다.

만성 염증은 통증 유발 물질(프로스타글란딘)을 만들어 온몸이 아프고 쑤시면서 통증이 지속되며, 관절염을 비롯해 뇌졸중, 암, 비만, 알츠하이머병, 심장병, 우울증 등 각종 질환 발생 위험을 높이게 된다.

나이가 들면 면역 체계가 약화되면서 만성 염증이 생길 가능성이 커진다. 만성 염증을 유발하는 요인은 다양한데, 스트레스 · 비만 · 흡연 ·

미세먼지 등이 대표적이다.

스트레스 등으로 몸속 활성 산소가 증가하면 만성 염증이 발생할 가능성이 커진다. 가끔 받는 스트레스가 아니라 지속적인 스트레스가 문제가 된다.

지방·당류의 과다 섭취와 흡연도 염증 유발 인자다. 장기 내부나 장기 사이에 지방이 과다 축적되면, 지방 세포에서 염증 물질(아디포카인)을 분비하며, 담배 니코틴은 백혈구를 자극해 염증을 유발한다.

미세먼지가 폐로 침투하면, 우리 몸은 이를 없애기 위해 염증 반응을 일으키는데 이런 과정이 반복되면 만성 염증으로 진행되기 쉽다.

- 《자연섭리건강법》에서 본 만성 염증

만성 염증은 혈액 내의 독소가 알레르기 반응을 일으켜서 혈액을 탁하게 하여 염증을 유발하는 열을 발생하게 한다.

그러므로 혈액 내 염증 인자와 독소를 제거하여 소변이나 대변으로 배출함으로써 염증을 개선한다.

● **바른 생활습관**

만성 염증 유발 요인인 스트레스 · 비만 · 흡연 · 미세먼지 등에 대한 관리가 중요하다. 미세먼지가 많은 날에는 미세먼지용 마스크를 착용해야 한다. 몸에 지방이 많으면 염증이 잘 생기므로 적정 체지방[141]을 유지하는 게 좋다.

바른 음식 : 만성 염증을 예방하기 위해서는 바른 음식이 중요하다. 마늘[142], 토마토[143], 케일[144], 호박[145], 비트[146], 아몬드[147], 베리류[148], 열대과일 노니[149] 등 항염 · 항산화 물질과 식이 섬유가 풍부한 채소를 섭취하면 염증 감소에 도움이 된다.

바른 운동 : 걷기, 수영, 자전거 타기 같은 유산소 운동을 통해 몸속

---

141) 남성은 체중의 10~20%, 여성은 18~28%가 적정 체지방률이다.
142) 마늘은 염증을 일으키는 물질 생성을 막는다. 마늘에 열을 가하면 항염증 효과가 증강된다.
143) 항산화제인 라이코펜이 풍부하게 들어 있다. 열을 가하면 라이코펜이 더 많이 나와 항염증 작용이 증가한다.
144) 항염증 효과가 큰 비타민 K와 오메가-3 지방산이 풍부하게 들어 있다.
145) 피부와 폐의 염증 개선에 효과적인 베타카로틴이 들어 있다. 또한 몸속 녹 방지제 역할을 하는 항산화제인 카로티노이드가 있어 유해 산소를 흡수하는 효과가 있다.
146) 베타인이라는 아미노산이 염증 위험을 감소시킨다.
147) 항염증 효능이 있는 오메가-3 지방산이 풍부하다. 또한 비타민E 성분은 염증 전구체(前驅體, 선행물질)로부터 신체를 보호한다.
148) 대표적인 항산화제이며 항염증제인 폴리페놀이 풍부하게 들어 있다.
149) 남태평양 지역 원주민들은 상처 · 복통 · 열 · 두통 등을 낫게 하기 위해 노니의 열매나 잎 · 줄기를 먹거나 즙을 내서 바르기도 했다. 노니에는 200가지가 넘는 파이토케미컬이 함유돼 있는데 손상된 세포의 회복, 염증 억제 등의 작용이 있는 것으로 알려져 있다.

염증 반응을 줄일 수 있다. 하루 30분 이상 햇볕을 충분히 쬐는 것도 중요하다. 햇볕을 쬐면 몸에서 비타민 D가 합성되는데, 비타민 D는 몸속 염증 억제 작용에 도움이 된다.

• 《자연섭리건강법》 치유

독소 제거	숙주나물, 콩나물, 미나리, 연잎 등 물을 정화하는 재료를 이용하여 독소를 분해
혈액 내 염증 분해	인동꽃, 우엉씨, 비트, 노니, 양파 등

이들 재료를 중탕으로 우려내어 음료나 환, 혹은 청으로 만들어 꾸준하게 복용하면 만성 염증 예방 및 치유에 도움이 된다.

《자연섭리건강법》에서 본 염증 개선

염증에는 피부 표면의 가벼운 염증과 체내 깊은 곳에 자리한 염증이 있는데 이를 치유하기 위해서는 특성별로 다른 재료를 사용한다.

가벼운 염증 : 잎, 꽃 사용
* 인동꽃, 녹차잎, 엉겅퀴잎

깊은 염증 : 가시 사용
* 탱자 가시, 아카시아 가시 사용

각론

만성 통증(慢性痛症)

● 개요

통증(痛症)은 몸에서 발생한 이상을 알리기 위해 보내는 신호로, 질병을 발견하고 치유할 수 있게 해 주는 중요한 감각이다. 통증에 대해 적절한 대응을 하지 않고 방치할 경우 질병이 악화될 수 있다.

통증은 근골격계 통증, 신경병증성 통증, 암성(癌性) 통증 등으로 구분된다.

근골격계 통증은 디스크 탈출증 등 척추 기인성 통증, 오십견 등 어깨 통증, 퇴행성 무릎 관절염 등에 의한 통증이다.

신경병증성 통증은 대상 포진이나 대상 포진 후 신경통 등이며, 암성(癌性) 통증은 암이 진행되거나 전이되면서 발생하는데 암환자의 70%, 말기 암환자의 90% 정도가 통증으로 고통을 받는다.

통증을 방치하거나 적절한 시기에 치료를 제대로 받지 않으면 원인이 없어진 뒤에도 통증이 지속되는 경우도 있다. 3개월 이상 지속되는 만성 통증의 경우 신체적 장애뿐 아니라 우울증 등 정신 장애까지 유발하기도 한다.

통증은 신체 기관·조직의 장애와는 반드시 일치하지 않으며, 직접적인 손상이 나타나지 않는 경우도 있다. 증상 완화를 위해서는 증상에 대한 치료와 더불어 심리적 치유가 필요한 경우도 있다.

- **《자연섭리건강법》에서 본 만성 통증**

만성 통증은 신체적인 원인과 심리적인 원인이 존재하는데 신체적인 원인의 경우 원인 질병의 치유나 개선으로 통증이 치유되며, 심리적인 원인으로 인한 경우는 스트레스가 누적되어 통증이 발생하므로 감정 치유가 중요하다.

- **바른 생활습관**

통증을 예방하고 초기에 치유하여 만성 통증으로 진행되지 않도록 해야 한다.

스트레스가 면역 체계의 악화를 가져와 극심한 통증을 동반하는 대상포진 등의 질병을 초래하므로 복식 호흡이나 명상 등을 통해 스트레스를 관리해야 한다.

평소 바른 식습관과 금연·금주, 적당한 운동으로 암(癌) 등 통증을 유발하는 질병에 걸리지 않도록 예방에 힘써야 한다.

● 《자연섭리건강법》 치유

 신체적인 원인으로 인한 만성 통증의 경우 원인 질병의 치유나 개선으로 통증이 치유되므로 증상별 치유법을 따르면 된다.

 심리적인 원인으로 인한 경우는 스트레스가 누적되어 통증이 발생하므로 가벼운 운동과 명상 등을 통한 스트레스 해소가 필요하다.

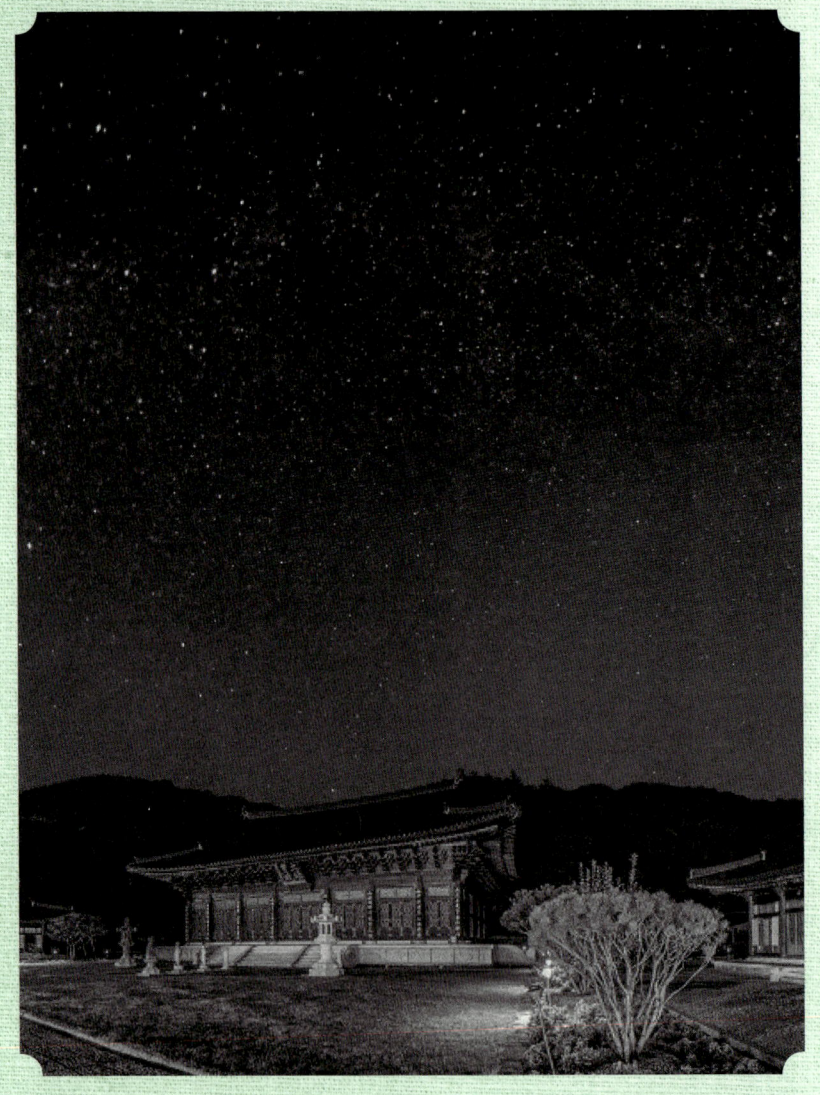

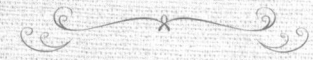

念身不求無病
身無病則貪欲易生
是故大聖化人
以病苦爲良藥

몸에 병(病) 없기를
바라지 말라.

몸에 병이 없으면
탐욕(貪慾)이 생기기 쉽나니,
그래서 성인이 말씀하시되
'병고(病苦)로써 양약(良藥)을 삼으라' 하셨느니라.

-『보왕삼매론(寶王三昧論)』 중에서-

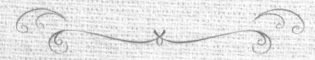

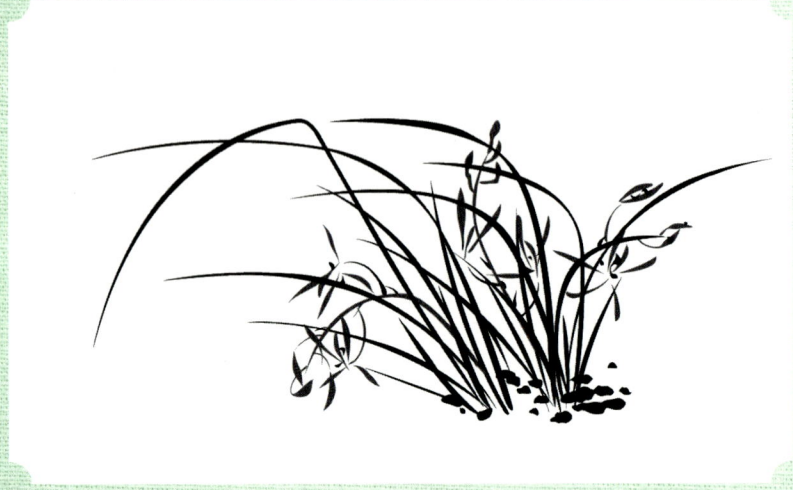

글을 마무리하면서

누구나 고통(苦痛)과 질병(疾病)을 싫어한다.
그러나 대부분의 사람들이
고통과 질병에서 자유롭지 못하다.

마음의 아픔(苦)과
몸의 아픔(痛)
그리고 이로 인한 질병은
나를 살리고
나를 건강하게 하기 위해
내 몸과 마음이 나에게 보내는 신호이다.

아픔과 질병은
무엇인가를 욕망하고 이를 성취하는 과정에서
몸과 마음이 무리(無理)해서 일어나는 것이다.

그리하여
무리(無理)했던 나를 돌아보고
내 삶을 돌아보고

잘못된 습관을 고치고
휴식을 하라는 신호가
아픔과 질병으로 나타나는 것이다.

따라서 아픔과 질병으로부터
도망가려 하기보다는
나를 새롭게 하고
몸과 마음이 건강하게 거듭나는 계기로 활용하는
지혜로운 자세가 필요하다.

의료기관이나 의료인,
혹은 멘토나 건강 전문가들의
도움을 받을 수는 있지만
아픔과 질병을 극복하는 주체는 자신임을 명심하고
스스로를 성찰하고 새롭게 하는 것에서
몸과 마음의 치유(治癒)를 시작해야 할 것이다.

무위자연(無爲自然)

자연은 아무런 함이 없이 모든 것을 이룬다.

우리의 삶도
자연의 섭리를 따른다면
아픔과 질병에서 벗어나
몸과 마음이 건강한 삶을 누리게 될 것이다.

모든 이들이 건강하고 행복한
아름다운 세상을 꿈꾸면서….

이상철 회장의
치유·경영 철학

배려하는 마음

매사에 감사하는 마음

매사에 긍정적인 태도

정기적인 자기 점검과 관리

규칙적인 운동과 명상

지금 하는 일은

언젠가는 꼭 해야 할 일이므로 즐겁게 하자

즉각적 소통, 불필요한 것은 즉각 개선

심플한 업무, 복잡하지 않고 명료하게

우선순위에 따른 업무 처리

사소한 일도 더블 체크

타인은 남이 아닌 또 하나의 나

파트너에 대한 존경심

사람에게 진심으로 다가서기

머무는 공간마다 주인공으로 편안하게 즐기기
(隨處作主, 立處皆眞)

고객에게 최고의 경험 선물하기

좋은 향과 음악이 흐르는 공간

신속하고 정성이 담긴 환대

시대정신에 동참하는 실천적 삶

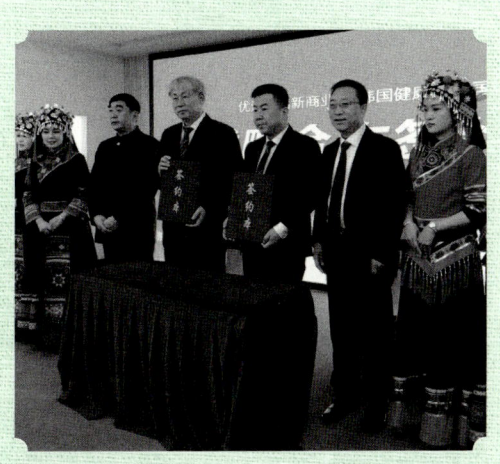

[참고 도서]

전순의, 『식료찬요(食療纂要)』, 1460. 진한엠앤비, 2014.
장계향, 『음식디미방』, 1670. 경북대학교출판부, 2011.
이재희, 『도설 한방진료요방』, 의방출판사, 1977.
이재희, 『최신한방강좌』, 의방출판사, 1981.
이재희, 『이재희 선생의 본초강좌』, 의방출판사, 1985.
이재희, 『한방해석』, 의방출판사, 1986.
노자, 오강남, 『도덕경』, 현암사, 1995.
버나드 라운, 『잃어버린 치유의 본질에 대하여』, 책과함께, 2018.
리사 랭킨, 이문영, 『치유혁명』, 시공사, 2014.
웨인 조나스, 추미란, 『환자 주도 치유 전략』, 동녘라이프, 2019.
다케우치 슈지, 『인체 구조 교과서』, 보누스, 2019.
허준, 『동의보감』, 1610.
신동원, 김남일, 여인석, 『한권으로 읽는 동의보감』, 들녘, 1999.
허준, 한국익생양술연구회, 『한권으로 읽는 동의보감』, 글로북스, 2012.
김윤세, 김일훈, 『신약』, 인산가, 2013.
김윤우, 김윤세, 『신약본초(전, 후)』, 인산가, 2016.
김윤세, 『내 안의 자연이 나를 살린다』, 조선뉴스프레스, 2016.
조헌영, 『통속한의학원론』, 학원사, 2007.
동의학사전편찬위원회, 『신 동의학사전』, 여강출판사, 2003.
대한한의통증제형학회, 『한방디톡스』, 홍익출판사, 2013.
신야 히로미, 『병 안 걸리고 사는법』, 이아소, 2006.
김은숙, 장진기, 『치유본능』, 판미동, 2012.
Yves Ponroy, dmseotnr · 엄기봉 옮김, 『자연의학의 신비』, 고디자인, 2005
김종수, 김명식, 『생명온도』, 생명온도연구소, 2015.
신도 요시하루, 김수경, 『만병을 고치는 냉기제거 건강법』, 김영사, 2012.
사이토 마사시, 『체온 1도가 내몸을 살린다』, 나라원, 2010.
마이클 로이젠, 메멧 오즈, 유태우, 『내몸 사용설명서』, 김영사, 2007.
마이클 그래거, 진 스톤, 홍용준 외 1명, 『의사들의 120세 건강비결은 따로있다(1, 2)』, 진성북스, 2017.

스티븐 해로드 뷔흐너, 박윤정, 『식물은 위대한 화학자』, 양문, 2013.
예른 비움달, 정훈직 외 1명, 『식물 예찬』, 더난출판, 2019.
아보 도오루, 『면역 혁명』, 부광, 2003.
아보 도오루, 『몸의 혁명』, 부광, 2012.
아보 도오루, 『생활 속 면역강화법』, 전나무숲, 2010.
아보 도오루, 『면역력 강화 식사법』, 전나무숲, 2016.
이시하라 유우미, 아보 도오루, 『면역력 슈퍼처방전』, 김영사, 2011.
곤도 마코토, 이근아, 『의사에게 살해당하지 않은 47가지 방법』, 더난출판사, 2013.
전홍준, 『비우고 낮추면 반드시 낫는다』, 에디터, 2013.
김진목, 『위험한 의학 현명한 치료』, 전나무숲, 2007.
임동규, 『내 몸이 최고의 의사다』, 에디터, 2012.
이재철, 『내 몸의 슈퍼닥터를 만나자』, 북마크, 2015.
조한경, 『환자 혁명』, 에디터, 2017.
김세현, 『5%는 의사가 고치고 95%는 내 몸이 고친다』, 지식과감성, 2013.
장 솔, 『장이 건강하면 우울증 불면증 당뇨병 고혈압 아토피가 치유된다』, 가나북스, 2019.
조연상, 『밥상 위의 한의학』, 한울, 2011.
유태종, 『유태종 박사의 식품동의보감』, 아카데미북, 1999.
한복려, 한복진, 이소영, 『음식 고전(옛 책에서 한국 음식의 뿌리를 찾다)』, 현암사, 2016.
문창길, 『당신의 병을 자연식으로 고칠 수 있다(1, 2)』, 시조사, 2007.
콜린 캠벨, 토마스 캠벨, 유자화, 『무엇을 먹을것인가』, 열린과학, 2012.
조엘 펄먼, 김재일, 『내 몸 내가 고치는 식생활 혁명』, 북섬, 2007.
앤드류 와일, 김옥분, 『자연치유』, 정신세계사, 2005.
프레데리크 살드만, 이세진, 『내 몸 치유력』, 푸른숲, 2015.
조병식, 『조병식 원장의 자연치유 1』, 왕의서재, 2010.
조병식, 임부돌, 『조병식의 자연치유 2』, 왕의서재, 2012.
야쓰 미쓰오, 『의사가 본 건강식사법』, 음양맥진출판사, 2003.
이시하라 유우미, 박인용, 『병 안 걸리는 식사&음식』, 한언, 2008.
박명윤, 이건순, 박선주, 『파워푸드 슈퍼푸드』, 푸른행복, 2010.
박태균, 『푸드백신』, 21세기북스, 2014.
김미리 외, 『건강에 도움이 되는 기능성 식품』, 파워북, 2015.
오은경, 『자연치유 상차림』, 살림LIFE, 2009.
하야시 히로코, 김정환, 『거친 곡물이 내 몸을 살린다』, 살림LIFE, 2008.
신갈렙, 『암, 투병하고 죽고 치병하면 산다』, 전나무숲, 2012.

나샤 윈터스, 제스 히긴스 켈리, 『대사치료 암을 굶겨 죽이다』, 처음북스, 2018.
타이 볼링거, 제효영, 『암의 진실』, 토트, 2017.
트래비스 크리스토퍼스, 조은아, 『암, 더 이상 감출수 없는 진실』, 시그마북스, 2018.
이케타니 도시로, 『아프다면 만성염증 때문입니다』, 보누스, 2019.
송현곤, 『염증과 면역이야기』, 북랩, 2017.
선승훈, 『삼형제 경영 이야기』, 매일경제신문사, 2017.
이윤환, 『불광불급 : 미치리면 미쳐라』, 라온북, 2017.
가혁, 원장원, 『노인요양병원 진료지침서』, 군자출판사, 2016.
아사히신문출판, 요네야마 도시코 감수, 『친절한 요양보호 대백과』, 부키, 2017.
하시모토 마사아키, 오상현 외 2명, 『요양 간병 케어 백과』, 북스타, 2019.
양영애, 『독일요양 및 재활서비스』, 동주, 2018.
양영애, 『스웨덴 요양서비스의 이해』, 동주, 2017.
양영애, 『일본 요양서비스의 이해』, 동주, 2015.
대한요양병원협회, 대한노인병학회, 『요양병원 생존전략』, 장솔출판사, 2019.
서대석, 『노인요양시설(설립편)』, 정민사, 2019.
김대년 외, 『(노인요양시설의)건축 · 실내환경 디자인』, 교문사, 2010.
김대년 외, 『살고싶은 노인 요양시설 24』, 교문사, 2010.